TRIOMPHE DE LA VÉRITÉ

EN MÉDECINE

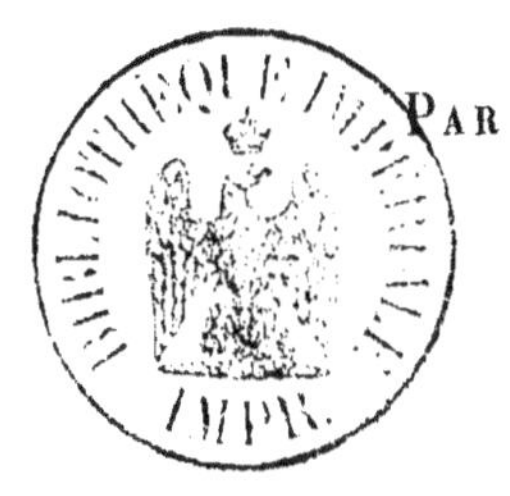

Par le docteur **MOREAU**
(de Bordeaux)

EX-MÉDECIN DES HÔPITAUX.

> Le premier, l'unique devoir du médecin est de rendre la santé aux personnes malades : c'est ce qu'on appelle guérir.

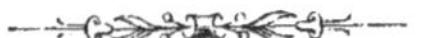

A PARIS

CHEZ J.-B. BAILLÈRE, LIBRAIRE DE L'ACADÉMIE DE MÉDECINE,
Rue Hautefeuille, n° 19.

A BORDEAUX

CHEZ LES PRINCIPAUX LIBRAIRES.

1855

Bordeaux. — Imprimerie générale, Mme CRUGY, rue et hôtel Saint-Siméon, 16.

DU

TRIOMPHE DE LA VÉRITÉ

EN MÉDECINE.

❦

I

CONSIDÉRATIONS SUR L'IMPORTANCE DE L'ÉTUDE
DE L'HOMŒOPATHIE.

Si l'œil de l'observateur contemple les œuvres merveilleuses qui se sont déjà accomplies et qui se résolvent dans le siècle qui s'écoule ; si son esprit se repose, froid et éclairé, sur le progrès qui se développe, et qui est loin d'avoir dit son dernier mot à l'humanité stupéfaite, il voit les cinq parties du monde sur le point de s'harmoniser par la pensée, le langage, les lois, les mœurs et les coutumes ; les habitants des deux pôles se donnant la main pour la discussion et le triomphe de la justice ; et les distances disparaissant par la force de l'eau changée en vapeur, de l'étincelle électrique, et des métaux arrachés aux entrailles de la terre, et servant de véhicules pour transporter tout un peuple d'un hémisphère à l'autre, et dans l'espace de quelques jours.

Au moment où les plus grandes questions humanitaires s'agitent et tendent à procurer à l'homme la plus grande somme de jouissances, tout esprit éclairé et judicieux doit être fortement intéressé à connaître la solution d'un problème dont Hahnemann a posé les termes, et qui, à juste raison, a ébranlé le corps médical.

Il est évident que nous n'en connaissons pas de plus grave à résoudre : question de vie ou de mort, de persistance ou de cessation d'horribles souffrances occasionnées par la maladie, de joie ou de désolation pour la famille, et souvent d'aisance ou de misère pour de nombreux enfants. L'indifférence de la part des médecins sur un sujet si important, qu'ils sont seuls appelés à résoudre, et qui touche de si près à l'honorabilité de leurs fonctions, serait une faute bien coupable.

Il est une passion qui agite l'homme, qui tourmente sa pensée, qui le poursuit sans cesse, comme une inquiétude sublime ; elle l'emporte jusqu'aux extrémités du globe, elle l'enlève jusqu'à la hauteur des astres, elle l'attache aux pieds des monuments en ruines, et l'intéresse au sort même de la fleur des champs. Cette passion, c'est le désir de la science, c'est l'amour du vrai. Vive et impérieuse quand il s'agit de contempler les merveilleux effets de la nature, de dérober quelques secrets aux siècles passés, et d'enrichir le présent de surprenants perfectionnements et d'étonnantes découvertes, cessera-t-elle de l'être quand il s'agit d'élucider la question qui doit initier le médecin à la science et lui donner des préceptes certains pour conserver la vie ?

En faisant une revue rétrospective, en remontant deux mille ans en arrière dans le courant de l'histoire de l'art de guérir, nous retrouvons dans chaque siècle des productions sans nombre, des travaux infinis et des études profondes : depuis Hippocrate jusqu'à Galien, depuis Galien jusqu'à Paracelse, depuis celui-ci jusqu'à Hahnemann, époques les plus caractéristiques des efforts faits par le génie pour fournir à l'humanité des armes contre les souffrances et la mort, combien de systèmes ; combien d'élucubrations généreuses ont été enfantées !

Payons, en passant, notre tribut de reconnaissance au grand citoyen de Cos et à tous ceux qui ont ajouté une pierre à l'édifice dont il avait jeté les fondements.

Néanmoins, quoi qu'il en soit de la joie et de l'orgueil des travailleurs infatigables qui ont cru un moment à l'achèvement de l'œuvre à laquelle ils allaient contribuer pour leur part en y déposant le couronnement, un immense génie surgit et s'étonne à la vue d'un monument plus magnifique en apparence qu'en réalité. Ce ne sont pas les matériaux qui manquent, ni les formes gracieuses et élégantes; il pèche par l'unité de son plan et par la règle qui doit l'harmoniser. Sur des fondements solides devaient être construites les premières assises, qui, solides elles-mêmes, devaient servir de base à de nouvelles assises. Ainsi superposées les unes aux autres par des ouvriers habiles et ingénieux, elles auraient formé un édifice que ni le temps ni les orages n'auraient pu ébranler. Hahnemann jette un regard profond sur cette grande œuvre des temps, il constate qu'elle ne peut tenir debout, et il forme le vaste projet de la refondre jusque dans sa base, d'en étudier tous les éléments l'un après l'autre, d'en connaître les formes, la solidité, les rapports et les différences ; de déblayer le terrain de tout ce qui est de mauvaise nature ou usé par le temps, et de reconstruire tout l'édifice.

Il faut bien le reconnaître : un grand vide s'était fait sentir dans la médecine, et la plus grande incertitude régnait dans l'usage des remèdes pendant les dernières années qui précédèrent les travaux d'Hahnemann. Toutes les écoles, toutes les feuilles périodiques de médecine et toutes les publications sont là pour confirmer ce que nous avançons.

Il faut bien le dire aussi : depuis quelque temps il semble que le corps médical est disposé à sortir de son sommeil léthargique. Le besoin de connaître en matière si sérieuse se fait sentir. Il regarde depuis quelque temps d'un œil moins dédaigneux les doctrines que nous défendons, et il se demande secrètement si elles ne renferment pas exclusivement les lumières et la certitude qu'il avait cherchées ailleurs. Une réaction salutaire commence à se faire dans le haut étage de la science, et il est permis d'espérer que l'homœopathie arrive au moment de son plus heureux triomphe.

Le temps des criailleries et des personnalités est passé ; le plan de la bataille s'agrandit, le combat devient décisif. Il ne s'agit, en effet, de rien moins que de faire taire tous les systèmes qui se sont succédé, et de les remplacer par une doctrine fondamentale et permanente. Il est question d'établir la vérité à la place de l'erreur, de substituer la stabilité d'un dogme aux conceptions hasardeuses et privées ; il est question d'obtenir des chaires et des salles dans les hôpitaux, et de les consacrer aux expérimentations, qui parleront au profit de la vérité homœopathique.

Si celles-ci étaient refusées aux défenseurs de la nouvelle doctrine, la presse, qui a été inspirée à l'homme pour multiplier sa pensée, n'est-elle pas à notre service ? Et si le Pouvoir, sans faiblesse, d'ailleurs, ne lui donne la main, que ceux qui la représentent lui donnent les moyens de vivre et de se faire jour.

Que les adversaires d'Hahnemann ne perdent pas de vue que, si sa doctrine est un mensonge, il leur sera plus facile de le démontrer par une sage discussion que par des criailleries de mauvais ton ; que c'est par le prosélytisme du vrai qu'on arrête la propagande de l'erreur.

Polémique contre polémique, propagation contre propagation, voilà la guerre, voilà la croisade des adeptes d'Hahnemann. Tous les partisans de la nouvelle école doivent s'enrôler avec une noble émulation sous le drapeau que le grand maître a planté, et fournir généreusement leur contingent de lumière et de zèle.

En face d'un avenir si gros de triomphes, les médecins homœopathes ne doivent pas oublier un instant leur apostolat ; qu'ils sachent que la première place dans le combat et dans les dangers de la lutte leur est réservée.

La vérité homœopathique, sortie de l'Allemagne, a franchi les bornes de toutes les nations ; et quoiqu'elle ait répandu son dogme plutôt par des guérisons merveilleuses que par ses explications théoriques, elle ne se révèle pas moins par les ca-

ractères de sa loi que par les prodiges éclatants qui ont si-
gnalé sa fondation. Après avoir fixé ses enseignements, après
avoir fait contempler l'incompréhensible révolution qu'elle
opère, et fait admirer son empire se développant et répan-
dant partout ses bienfaits au milieu des ruines des divers systèmes, elle laissera des regrets à la nation la plus civilisée du
monde, qui aurait dû, en la nourrissant abondamment sur son
sein et en lui donnant un développement digne d'elle, enlever
le titre de mère à celle qui lui avait donné le jour.

L'homœopathie ne craint pas la lumière, elle ne craint que
l'ignorance et les passions. Plus la vérité est soumise au creu-
set de la discussion, plus son éclat devient resplendissant. Non
seulement elle ne demande pas la nuit pour cacher ses mys-
tères supposés, mais encore elle demande à ses contradicteurs
d'être sévères et exigeants, à la condition qu'ils soient justes
et consciencieux.

Nous ne prétendons pas imposer la vérité; nous voulons la
rendre sensible autant qu'il est en notre pouvoir. Notre cœur
bondira de joie si nous sommes assez heureux pour détruire
les préjugés de quelques-uns de nos confrères qui jouissent
d'un haut degré de considération scientifique.

Athlète d'un jour, soldat obscur et ignoré, nous ne savons
quel instinct secret nous a poussé dans l'arène; nous sentons
que notre audace est une incontestable témérité. Peut-être la
raison infinie a-t-elle voulu prouver une fois de plus qu'elle
aime à se servir de l'ignorance pour rappeler à la science
qu'elle s'égare, et de la faiblesse pour vaincre la force. Qu'elle
daigne du moins bénir notre intention et nos efforts. Juste-
ment effrayé de notre sujet, nous éprouvons le besoin d'étayer
notre impuissance de la force de notre cause et des idées du
grand maître et de ses premiers émules.

Si nous étions susceptible de nous laisser décourager par la
difficulté de la tâche que nous entreprenons, nous nous rassure-
rions par cette pensée philosophique, qu'à chacun ici-bas échoit
son mandat : — à celui qui a reçu en partage le bienfait des ri-
chesses, de répondre à cette loi éternelle qui a été gravée dans
son cœur, et qui lui dit d'en user pour le soulagement des in-

digents ; à celui qui a été frappé d'une vérité, d'en répandre la lumière et de la défendre contre l'erreur. Garder le silence lorsqu'on est convaincu que sa connaissance est utile à l'humanité tout entière, ne serait pas moins coupable que de fermer ses greniers abondamment fournis, en présence d'une famine générale qui décimerait les populations. Quand la conscience commande d'élever la voix, se taire, pour ménager un intérêt privé ou par crainte d'un préjugé menaçant, ne serait pas une lâcheté, ce serait un crime.

D'après cet adage : *Fais ce que dois, advienne que pourra*, nous venons mêler notre faible voix aux mille voix qui ont parlé de l'homœopathie. Le contingent que nous apportons à la défense de cette doctrine, sera de peu de valeur, à côté des travaux scientifiques qui se publient de toutes parts ; néanmoins nous prouverons notre bonne volonté.

Les premiers rayons d'une grande vérité ont jailli ; nous nous attendons bien certainement à ce qu'elle trouve des obstacles dans son développement, mais nous avons confiance qu'elle ne sera pas étouffée. A l'œuvre donc, et sans retard, nous tous qui l'avons vue poindre à l'horizon ; à l'œuvre, tous les médecins qui ont senti leur fibre intellectuelle ébranlée par les rayons de la loi des semblables ; à l'œuvre pour la propagation de cette loi et des avantages qui en découlent !

Pour nous, nous n'avons qu'un but, nous tâchons de le remplir : nous portons notre pierre à ce nouvel édifice, dont la plus grande gloire reviendra au grand maître qui en a conçu le plan. A ses adeptes de recueillir quelques rayonnements proportionnés à leurs efforts et à leur dévouement.

Quoi qu'il en soit de l'opposition systématique et tenace que l'homœopathie rencontre encore dans les rangs élevés de la science médicale, elle marche et grandit.

Gloire au grand homme qui a dévoilé, le premier, la loi des semblables ! vérité que deux mille ans de recherches avant lui n'avaient pu découvrir ; vérité précieuse, qui doit servir de base solide sur laquelle la médecine pratique doit désormais établir ses lois.

Honneur à tous les médecins qui, cherchant à s'éclairer au

foyer de la pratique ou à la théorie des temps passés, se sont dépouillés ouvertement des lambeaux déchirés et bariolés de la vieille robe doctorale et ont revêtu la tunique de création nouvelle ! Honneur leur soit rendu, puisque, apercevant le phare brillant de la nouvelle loi thérapeutique, ils ont tout abandonné pour aller au-devant d'elle.

Si nous n'avions qu'à nous préoccuper du succès plus ou moins éloigné de cette aventureuse et envahissante doctrine, qui doit, sinon détrôner l'école, du moins prendre le premier rang dans son sein, en se substituant, avec sa loi unique, fondamentale, fixe, aux anciens errements thérapeutiques, nous garderions pour nous nos idées.

Nous permettrions au temps et à la force des événements de compléter leur œuvre.

N'étant responsable que de nos actes privés, nous guéririons nos malades, sans nous enquérir de ce qui se passe autour de nous.

Nous laisserions nos honorés confrères suivre le chemin qu'ils se sont ouvert sur les bancs de l'école, marchant à travers les embarras sans fin qu'entraîne après lui un enseignement sans doctrine et qui en fait autant d'éclectiques.

Respectant leur passé honorable, nous laisserions nos vieux confrères jouir tranquillement du repos que procure à l'âme généreuse la conscience d'avoir fait le mieux possible.

Appréciant ce qu'il y a de dévouement, d'abnégation et de sacrifice dans la profession médicale, malgré la décourageante ingratitude qui l'accompagne, nous paierions au commun des martyrs notre part d'éloges mérités.

Nous nous occuperions fort peu de savoir si l'habile critique Jean Raymon, auteur des feuilletons d'un des journaux de médecine les plus accrédités, a dit juste lorsqu'il a prétendu que, parmi les médecins le plus en vogue, le grand nombre devaient leur nombreuse clientèle à leur position de fortune dans le monde et à la propagande faite par des parents ou des amis haut placés.

Nous nous dispenserions même de citer le passage des avis du consciencieux Hahnemann au comte de *** qui le consultait relativement au médecin qu'il devait se choisir lorsque ce premier allait quitter Paris :

« Faites tomber votre choix, lui disait-il, sur celui qui se tient modestement dans son cabinet, qui se produit peu dans le monde, qui s'occupe incessamment du progrès de l'art de guérir, et qui, bienveillant pour tout le monde, est disposé à donner une partie de son temps et sans murmure au soulagement des malades qui ne peuvent payer. »

Nous accepterions même les injures et les sarcasmes dirigés contre l'école d'Hahnemann, convaincu qu'avant longtemps, en France, comme en Allemagne, comme dans le monde entier, après avoir repoussé, dédaigné et conspué les œuvres de ce grand génie, on paiera à sa mémoire un tribut d'éloges mérités.

Nous nous consolerions à cette pensée, qu'une vérité importante et nouvelle trouve toujours des difficultés à s'accréditer. L'histoire d'Harvey découvrant la circulation du sang, et celle de Galilée découvrant le mouvement de la terre, sont là pour nous prouver le sort cruel et fatal réservé aux œuvres des grands maîtres.

Mais nous n'attendrons pas que la vérité se fasse jour par le temps, lorsqu'elle a un intérêt immédiat, lorsque l'universalité des êtres créés à l'image de Dieu a des besoins qui se rattachent à la connaissance de cette même vérité.

D'ailleurs, comment ne parlerions-nous pas, lorsqu'il n'est plus question d'éclairer l'opinion, de convaincre le public, mais bien de faire appel à la science, qui se retranche derrière son passé tout entier, et se renferme dans l'ancienneté de ses errements ?

Nous affirmons ici, plein d'une conviction profonde, qu'il n'est pas un médecin qui, exempt de préventions, d'indifférence ou d'intérêt, et se livrant avec zèle à l'étude des œuvres d'Hahnemann, ne devint involontairement homœopathe.

Nous le répétons : nous ne laisserons pas au temps l'accomplissement de l'œuvre du progrès ; et pourquoi ? parce que nous avons à défendre, et sans retard, les intérêts de la société tout entière, ceux surtout d'une jeunesse qui, siégeant sur les bancs de l'école, ne peut, le voudrait-elle, se dégager des enseignements qui y sont obligatoires ; parce que se présente à chaque instant à notre esprit le sort de tant de malheureux qui, bon gré mal gré, sont obligés de supporter les traitements qui découlent des enseignements de l'école officielle.

II

DES RAISONS QUI RETARDENT LE DÉVELOPPEMENT DE L'HOMŒOPATHIE.

Constatons deux faits. Le premier : — Que, quelques efforts que fassent les partisans de l'homœopathie pour son développement rapide, celui-ci sera retardé en proportion de ce que l'école lui refuse ses chaires, et les hôpitaux ses salles ; son progrès sera aussi d'autant plus lent qu'elle est obligée de manifester ses avantages sur les divers systèmes par des cures merveilleuses.

Le médecin homœopathe n'est généralement appelé que dans les cas désespérés, soit de maladies chroniques qui ont résisté à tous les moyens des systèmes divers, soit de maladies aiguës, mais alors seulement que les médecins ordinaires ont épuisé toutes les ressources de leur science.

Dans le premier cas, il se trouve en présence de la paralysie, de la cataracte, de l'épilepsie, de la catalepsie, de l'hydropisie, de l'anévrisme, de la phthisie, de la goutte, de la surdité, de la punaisie, du catarrhe vésical, du rétrécissement de l'urèthre, des affections cutanées, reliquats déplorables de la psore ou de la syphilis, et de cette longue série d'affections qui se rattachent au système nerveux, connues sous les noms variés de migraine, névralgie faciale, gastralgie, entéralgie, etc...., toutes affections dont la guérison est un problème insoluble pour l'ancienne école. Et comme l'homœopathie, aux yeux du peuple, qui a eu à constater quelques-unes de ses guérisons surprenantes et spontanées, peut guérir promptement, il en résulte que le souffrant et sa famille se découragent bientôt si la guérison n'est pas prompte, et le traitement alors est abandonné avant que ses bienfaits se soient fait sentir.

Dans le deuxième cas, celui des maladies aiguës, avant que le médecin homœopathe soit appelé, la maladie a parcouru ses diverses périodes, ses symptômes se sont aggravés, soit à défaut d'indications bien remplies, soit par l'abus des remèdes qui ne conviennent pas ou par celui de leurs trop fortes doses. Il n'y a plus d'espoir, il ne reste plus rien à faire. L'agonie commence ; alors commence, aux yeux des malheureux parents et des médecins eux-mêmes, le rôle du médecin homœopathe.

Qu'arrive-t-il ? La vie va finir. En supposant que les remèdes eussent pu convenir et être bien choisis par le médecin homœopathe, il devient inutile de les appliquer à cette heure dernière. Si, au contraire, le rôle de la mort est retardé par une de ces bizarreries que nous rencontrons souvent chez les agonisants ; si les remèdes peuvent encore être administrés, si on a le temps d'en faire l'application, et s'ils peuvent imprégner le système nerveux, la force vitale se ranime, l'organisme tout entier reçoit leur modification, leur puissance se dévoile, les phénomènes changent, la vie se rétablit, et la mort s'échappe avec son lugubre cortége.

Le bruit de cette espèce de miracle apparent frappe tout le monde, et le médecin de l'ancienne école, qui ignore ce que peuvent nos remèdes homœopathiques, trouve la cause de ce mieux survenu dans une heureuse coïncidence, l'attribue au hasard, ou à l'action tardivement manifestée des remèdes employés par lui depuis plusieurs semaines. Il ne peut convenir qu'il soit dû à l'administration d'une substance dont il ne connaît que la vertu perturbatrice, et encore moins à sa dose infinitésimale.

Si, au contraire, la mort survient, ce qui doit arriver quatre-vingt-dix-neuf fois sur cent, non pas parce que le moyen est insuffisant par sa vertu, mais parce qu'il est arrivé

après des ravages qui l'ont rendu impuissant, le médecin dé-
tracteur de l'homœopathie ne se fait pas un scrupule de pro-
fiter de l'occasion pour y puiser la preuve de l'impuissance de
notre science.

D'après ce qui précède, l'homœopathie est réduite, pour
prouver sa vérité incontestable, à faire des merveilles lorsque
tout espoir est perdu pour l'ancienne médecine. Triste per-
spective pour le développement d'une doctrine qui froisse tant
d'intérêts, gêne tant de passions, et ne peut se nourrir que
de son dévouement !

Le second fait que nous constatons, et qui nous semble
étroitement lié au précédent pour arrêter les progrès prompts
et sensibles de l'homœopathie, c'est que celle-ci ne se fera
pas jour dans l'opinion publique par la science, mais dans la
science par l'opinion publique. En d'autres termes, ce ne sera
pas la science convaincue qui viendra, avec son puissant cré-
dit, établir des faits et faire accepter au public ignorant leur
réalité ou les lois qu'ils démontrent ; ce sera le public ignorant
qui demandera à celle-ci de prendre connaissance de ces faits,
de les analyser, d'en faire découler des principes, et d'établir
des lois fondamentales d'après lesquelles il voudra être guéri.
Ce sera peut-être pour la première fois qu'une vérité importante aura pris jour par une semblable voie.

Aussi, tous les jours, les clients aux oreilles desquels arrive
le bruit des cures merveilleuses de l'homœopathie sollicitent-
ils de leurs médecins habituels de les faire jouir des bienfaits
qu'elle procure. « M. T... B..., notre voisin, disent-ils à leurs
médecins, était bien malade ; il crachait beaucoup, il respirait
à peine, il avait la fièvre, il languissait et semblait marcher à la
mort ; tous les traitements suivis ne pouvaient aboutir, lorsque
le médecin homœopathe est arrivé, lui a fait avaler, pendant
quelques jours, je ne sais quoi, une espèce de rien, facile à
prendre, de l'eau fraîche avec un peu de poudre blanche,
quelque chose qui ne ressemble pas à un remède. Eh bien !
vous le croirez, j'espère, le voilà guéri, bien guéri. Il vient
chez moi et me sollicite d'avoir recours au médecin homœopathe. Je me sens tenté de suivre son exemple ; qu'en dites-

vous, docteur? Je ne voudrais cependant pas vous contrarier; vous avez été si bon, si attentionné jusqu'à présent! Permettez-moi d'aller le trouver; ou faites mieux, faites usage des mêmes remèdes contre mon mal. C'est si ennuyeux d'être toujours malade, et si avantageux de guérir vite, agréablement et sûrement! »

A ces demandes tant soit peu importunes de clients agacés par le mal, l'insomnie et le défaut de nourriture, et dont on devrait avoir pitié, les médecins répondent qu'ils ne connaissent ni ne comprennent ce genre de médecine; ou, que ces remèdes ne peuvent faire ni mal ni bien, et qu'au besoin ils pourraient bien les leur donner, mais qu'ils ne croient pas à leur efficacité; ou enfin, ce qui est la pire des réponses, que, s'ils veulent se faire traiter homœopathiquement, ils peuvent aller trouver les médecins homœopathes, les commères, les empiriques et les charlatans, et se faire traiter par eux.

Pour le coup, la chose devient sérieuse, messieurs les allopathes. Croyez-nous-en, ne traitez pas ainsi le progrès. De bonne foi, êtes-vous raisonnables de ranger parmi les charlatans et les empiriques les adeptes d'Hahnemann? Vous ne pensez pas ce que vous dites.

Nous vous posons ce dilemme : Vous avez étudié la doctrine d'Hahnemann que vous repoussez, ou vous ne l'avez pas étudiée. Dans le premier cas, vous y avez trouvé des difficultés à surmonter, un travail pénible, et vous avez reculé. Si, au contraire, vous ne l'avez pas étudiée et que vous n'en sachiez que ce que vous en avez entendu dire, êtes-vous raisonnables de ranger parmi une classe de gens méprisables d'honorables confrères qui ont sur vous l'avantage d'avoir étudié beaucoup et d'être arrivés à la connaissance d'une grande vérité?

Croyez-nous sur parole : au train dont vont les choses, il n'y a pas de raison pour que vos professeurs de clinique ne soient pas obligés, avant longtemps, de substituer à toutes leurs formules les teintures et les globules, ou de céder leurs places à des professeurs homœopathes. Les exemples sont là pour confirmer ce que nous avançons : le nom d'Anderson fut rayé, il n'y a pas longtemps, du tableau de l'Université de médecine d'Edimbourg, parce qu'il professait l'homœopathie ; seize mois après, ceux qui l'avaient fait rayer eurent à supporter, comme punition, le décret de la reine d'Angleterre qui instituait une chaire d'homœopathie dans le sein de cette Université.

Il y a dix ans environ, alors que nous débutions dans l'homœopathie, après avoir commenté les œuvres d'Hahnemann et de ses disciples, et expérimenté sur nous-même, à peine si cette science commençait à se faire connaître et à prendre un peu de développement ; et aujourd'hui, non seulement dans toute l'Europe civilisée, mais encore dans le nouveau monde, elle possède des professeurs. Mais non ! nous nous trompons : la France n'a pas encore lancé le décret duquel doivent sortir les noms des professeurs homœopathes pour ses trois Facultés et ses Écoles secondaires, seul moyen de rallier les esprits revêches à cette doctrine.

La vérité que nous défendons, permettez-nous cette comparaison un peu triviale, ressemble assez à un torrent qui, après avoir rompu quelques digues, déraciné quelques arbres et détruit quelques semences, engraisse, par le limon qu'il dépose, les vastes plaines qu'il parcourt, les fertilise, et promet après son passage, pour les années suivantes, d'abondantes récoltes.

Telle l'homœopathie, après avoir brisé quelques lances, froissé quelques intérêts privés, réveillé quelques susceptibilités et anéanti quelques fausses espérances, prodiguera les bienfaits de sa loi des semblables, constituera d'après celle-ci un dogme en thérapeutique, détruira l'éclectisme, et fermera la voie à de nouveaux systèmes.

III

DES RAISONS QUI NOUS FONT CROIRE AU SUCCÈS DE L'HOMŒOPATHIE.

L'époque du triomphe de l'homœopathie, répétons-le, n'est pas loin. Nous en puisons la preuve dans ce qui se passe sur les bancs des écoles, sinon en France, du moins à l'étranger, dans les journaux de médecine, et dans la pratique même de l'allopathie.

En 1853, au mois de janvier, M. le docteur Amédée Latour, rédacteur du journal de médecine le plus accrédité, résumant les progrès de la science médicale dans les dernières années et surtout dans celle qui venait de finir, — si ce ne sont pas ses expressions textuelles, c'en est du moins le sens, — disait : « Nous constatons avec la plus vive satisfaction que la chirurgie avance à grands pas ; que l'anatomie, la physiologie, la botanique, la physique, l'histoire naturelle, la zoologie, la chimie, la toxicologie, etc., grandissent et progressent ; » et il ajoutait : « Nous constatons néanmoins avec douleur qu'au milieu de ce progrès frappant des sciences médicales, qui nous flatte en même temps qu'il nous encourage, le côté le plus important, le plus sérieux, le plus médical, celui de la thérapeutique, reste à peu près stationnaire ; nous étudions, nous arrivons à posséder toutes les connaissances médicales, excepté celle qui apprend à guérir les malades. »

Il nous est facile de joindre d'autres autorités importantes à celle du docteur Amédée Latour, pour prouver l'insuffisance des moyens thérapeutiques de la médecine ordinaire.

M. Sirus Pirondy, chirurgien en chef de l'Hôtel-Dieu de Marseille, dans la *Revue thérapeutique du Midi*, s'occupant du traitement du choléra, parle en ces termes :

« J'affirme que, dans les cas où l'algidité est malheureusement prononcée, tous les moyens habituellement employés, tels que les larges vésicatoires au dos, les frictions générales avec l'eau sinapisée, les bains de vapeur, les potions stimulantes de toutes sortes, ne paraissent pas produire de grands effets... Sans doute on remarque parfois, ajoute-t-il, quelque réaction chez les malades, mais elle est de courte durée, et sa terminaison n'en est pas moins funeste ; du moins la guérison est rare à tel point, qu'il est permis de se demander si c'est réellement le résultat du traitement, ou l'heureux effet de la résistance vitale du malade. »

Il n'est pas besoin de commentaires pour fixer l'opinion sur l'aveu si clairement exprimé de M. Sirus Pirondy : la médecine ancienne, dont il suit les errements, ne peut rien dans les premières périodes du choléra.

Il ajoute cependant, et notez-le bien, que « les médicaments qui lui ont rendu les plus incontestables services dans cette affreuse maladie, sont la teinture de camomille chez les enfants, l'ipécacuanha, l'esprit de camphre et la teinture de *veratrum album* chez les adultes. »

Ces derniers remèdes, qui ont réussi entre les mains de M. Sirus Pirondy, niant les effets de la thérapeutique de l'école, ont été puisés dans les livres homœopathiques ; il est obligé d'en convenir avec nous et avec tout médecin qui a expérimenté la matière médicale sur lui-même, et a constaté la loi de similitude.

M. le docteur Coste, professeur à l'école de médecine de Bordeaux, dit (Discours d'ouverture prononcé dans la séance publique le 24 novembre 1854) :

« C'est un malheur, messieurs, que la médecine soit envahie au lieu d'être seulement servie par les sciences accessoires. Il semble que l'esprit médical nous ait abandonnés : on veut faire de la médecine une branche de l'histoire naturelle, comme on l'a dit fort spirituellement et d'une manière pittoresque. Un fait clinique n'a pas le temps d'être lui un seul instant ; il est à peine tombé dans le domaine de l'observation que la chimie, la physique, la physiologie, l'anatomie se le disputent, en emportent chacun un fragment, et il ne reste plus rien pour la médecine. Mais la médecine doit exister, dominant toutes les sciences, qui lui doivent leurs tributs; car elle a ses principes, que l'observation seule de l'homme vivant peut lui fournir. A la physique, à la chimie elle ne demande que des secours. »

M. le docteur Munaret, dont nous aurons à nous occuper quand nous traiterons des doses réduites, a déjà depuis long-temps, quoique modeste médecin de la campagne, fait faire un grand pas à la thérapeutique vers l'homœopathie. Tout médecin de l'ancienne école doit s'apercevoir que la doctrine de cet honorable confrère tend au même but que celle du grand maître Hahnemann : en effet, tous ses efforts tendent à faire disparaître les anciennes formules et les amalgames dégoûtants, à isoler les médicaments, à les expérimenter, à les employer à des maladies particulières, et à en réduire infiniment les doses, toutes choses qui appartiennent à la doctrine d'Hahnemann. Nous n'accusons pas M. le docteur Munaret de plagiat; nous constatons un fait, et nous nous empressons d'en complimenter notre jeune confrère. Si nous lui demandions s'il est homœopathe, sa réponse, nous en sommes convaincu, serait affirmative. Sans cela, ses œuvres ne seraient pas de lui ; or, M. Munaret n'est pas homme à nier ses productions, elles lui font d'ailleurs trop d'honneur.

Debreyne, lui, le médecin allopathe le plus consciencieux qu'on ait connu, n'a-t-il pas laissé échapper ce cri désolant : « Pauvre médecine officielle! »

Sydenham, qui était loin d'être homœopathe et qui ne pouvait faire allusion qu'aux médecins allopathes de son temps, n'a-t-il pas dit : « Ce qu'on qualifie d'art médical est bien plutôt l'art de faire la conversation et de babiller, que l'art de guérir. »

Le professeur Zlatarowich, de Vienne, raconte lui-même sa conversion à l'homœopathie en ces termes :

« Je traitais du mercure et de ses effets physiologiques, lorsque tout à coup je m'aperçois que je fais la description de la maladie vénérienne. Cette idée me frappe et m'interdit, au

point que je suis forcé de plier mes notes et de terminer brus-
quement ma leçon, à la grande stupéfaction de mon auditoire.
Rentré chez moi, je fais renvoyer tout visiteur, et, dans un
état de vive agitation, je me mets à réfléchir à la découverte
importante que je venais de faire. Je ne connaissais l'homœopathie que d'une manière très-imparfaite, et j'avais contre
elle les préventions communément partagées par ses adversaires.

» Cependant son principe des semblables me vint naturelle-
ment à l'esprit, et je cherchai avidement dans cette doctrine
l'explication et la vérification générale de la particularité qui
m'avait si vivement frappé dans les effets du mercure. Je vé-
rifiai pour toutes les substances médicamenteuses la réalité
de cette merveilleuse loi des semblables, loi thérapeutique générale, et fondement de l'art de guérir. J'ai adopté depuis lors,
sans restriction, la méthode homœopathique. »

Voici ce qu'écrivait, en 1842, l'honorable docteur Gardey,
chirurgien-major en retraite :

« Après une pratique médicale difficile et laborieuse, qui a
duré plus de trente-trois ans dans la marine militaire, sur les
vaisseaux, dans les hôpitaux, et en dernier lieu comme chirurgien-major à Saint-Pierre (Martinique), j'étais rentré dans
la vie civile avec une modeste retraite; je désirais enfin me
reposer d'une carrière remplie d'amères déceptions et passée
dans l'exercice d'une profession qui, pour m'avoir permis de
rendre de nombreux services, ne m'avait pas moins montré
trop souvent le vague et l'incertitude des systèmes allopathiques. Rentré dans mes foyers, quoique heureux du repos dont
j'y jouissais, je ne pus rester étranger aux progrès de la
science, et, malgré moi, je me sentis entraîné à l'étude de
l'homœopathie. »

M. le docteur Dupré-Deloire, de Valence, à la suite d'une
discussion homœopathique, faisant l'exposé des circonstances
qui l'avaient converti à la doctrine d'Hahnemann, terminait
ainsi sa profession de foi (18 décembre 1835) :

« L'homœopathie m'offrait enfin cette certitude qui manque
à nos anciennes méthodes; elle me tirait du vague dangereux

dans lequel je n'osais agir, et m'offrait des moyens aussi doux
qu'efficaces pour soulager les maux de mes semblables. »

M. le docteur Vespier, de Nîmes, écrivait, de son côté,
vers la même époque :

« Mes inquiétudes ne m'eussent probablement pas permis de
poursuivre ma carrière, lorsque, il y a un peu plus de deux
ans, les sollicitations d'un ami me décidèrent à m'occuper
d'homœopathie. Je ne connaissais cette doctrine que par les
choses ridicules que j'en avais lues et entendu dire. Je l'étu-
diai d'abord avec défiance, et elle a maintenant toutes mes
sympathies. Je connais bien des confrères qui professent une
grande incrédulité pour leurs moyens thérapeutiques, et
pourtant ne daignent pas s'occuper d'une doctrine qui les atti-
rerait infailliblement à elle s'ils l'étudiaient sérieusement. J'en
connais plusieurs aussi qui, fatigués, comme je l'étais, par l'in-
quiet sentiment d'un devoir incomplètement rempli, paient
leur conscience de l'excuse spécieuse qu'ils font comme le
plus grand nombre, et tournent dans un cercle qu'ils sentent
être vicieux, sans vouloir essayer d'une doctrine qu'on leur
dit être merveilleuse, et cela parce qu'ils subissent ce triple
joug : l'habitude, la paresse et le respect humain. »

Dans le premier numéro de son excellent journal *la Revue
homœopathique du Midi*, publié à Marseille, l'honorable
docteur Chargé s'exprimait en ces termes :

« Nous nous sommes ouvertement déclaré, il y a plus de
dix ans, disciple de la nouvelle école, et, plus que jamais,
nous avons la certitude que nous avons fait notre devoir :
l'esprit et le cœur sont également satisfaits; l'un parce qu'il a
vu se combler des lacunes que la science officielle se montrait
impuissante à remplir, l'autre parce qu'il a la satisfaction de
servir la vérité. La vie nous était douce et facile; élève des
mêmes écoles, disciple des mêmes maîtres, façonné à la
même pratique, nous pouvions, à l'exemple du plus grand
nombre, fournir commodément une carrière honorable, rien
ne nous manquait des éléments ordinaires du succès; déjà
même nous avions vu se réaliser la plus haute part de nos espérances, et le présent était assez beau pour nous faire at-

tendre sans impatience un avenir qui, pour être fécond, n'aurait pas exigé de nouvelles sueurs; mais, Dieu merci, le soin de notre repos ne devait pas présider à notre destinée; notre vue s'étendait au-delà de nos besoins matériels; et si l'amour dont nous nous sentions animé pour nos semblables avait décidé du choix de notre profession, devenu médecin, le salut de nos malades était notre plus vif désir, notre premier besoin. »

Parmi les citations que nous avons faites, les unes prouvent le peu de ressources de la thérapeutique ancienne, le découragement résultant de son défaut d'unité et de lois, et des divers systèmes qui se sont succédé depuis vingt siècles; les autres démontrent, tout en confirmant cette déplorable réalité, l'élan général vers la nouvelle doctrine, et l'entraînement qui nous emporte quand nous avons apprécié tous ses avantages.

Ces citations, qui mentionnent des conversions à l'homœopathie, et dont nous pourrions multiplier les exemples à l'infini, ne font que refléter les circonstances qui entraînèrent le grand homme dans la découverte de son importante doctrine.

Que ne nous est-il donné, dans ce court opuscule, de citer sa vie tout entière, l'époque qui précéda sa découverte, celle durant laquelle il fit ses épreuves, et les heureux moments de celle où il recueillit les fruits de tant de travaux !

Que ne nous est-il donné aussi de reproduire tout ce qu'il a écrit sur les qualités morales du médecin, de redire ses conseils à ses disciples, et de démontrer son abnégation, son désintéressement, ses travaux, ses nombreuses expériences et son attachement à la vérité dont la lumière l'avait frappé !

Nous y verrions que, dans ces divers moments d'épreuves, de succès et de triomphe, sa vie n'était pas celle d'un charlatan, d'un aventurier et d'un chercheur de clients à exploiter.

Malgré la répugnance que nous éprouvons de parler de nous, une lacune resterait à ces citations si nous ne faisions connaître à nos lecteurs comment nous sommes devenu nous-même partisan de la nouvelle école. Nous sommes entouré de tous côtés d'honorables connaissances qui nous ont vu à l'œuvre ; elles pourront témoigner que c'est au milieu d'une clientèle nombreuse, et parmi les cas les plus graves de notre pratique, que nous nous sommes rendu aux idées fondamentales de l'homœopathie.

Après avoir obtenu le diplôme de docteur en médecine dans le courant de 1837, nous nous fixâmes dans un chef-lieu de canton du département. Avant deux ans d'exercice, soit par suite de la mort malheureuse d'un jeune confrère et de celle d'un vieux praticien, survenues toutes deux presque en même temps, soit par suite du zèle brûlant qui nous dévorait d'occuper un rang parmi les praticiens distingués, et plus encore d'être fidèle au serment que nous avions prêté devant l'effigie d'Hippocrate, nous n'avions pas moins de dix à douze communes à desservir. A cinq heures du matin, l'hiver comme l'été, nous étions sur pied, et, après avoir visité les malades du rayon circonscrit de la bourgade, nous montions à cheval toute la journée, jusqu'à la nuit, et sans interrompre nos courses, sinon pour changer de monture et prendre quelques aliments.

La nuit nous restait, à part quelques rares exceptions ; nous étions obligé de la partager entre le sommeil et l'étude, toujours si nécessaire à un jeune praticien.

En quittant l'école, où nous avions beaucoup étudié et où nous avions cru avoir beaucoup appris, nous n'avions pas calculé avec les difficultés et les embarras qui nous attendaient ; la clinique des hôpitaux et l'enseignement de l'école, quoi qu'il en soit du mérite incontestable des professeurs et du zèle louable de certains élèves, sont insuffisants pour le jeune médecin qui débute. Nos jeunes confrères reconnaîtront, avec nous, combien serait préférable pour eux, à ces savantes leçons des diverses sciences, dont nous sommes les premiers à reconnaître la nécessité, mais seulement comme sciences accessoires à l'art de guérir, une doctrine positive, établie sur des faits nombreux, avec des lois certaines, dans laquelle ils pourraient aller puiser, à l'occasion de maladies bien déterminées. A quoi leur servent, en effet, sinon à les placer dans la plus cruelle incertitude quand ils sont au lit du malade, les enseignements si opposés de deux Facultés en renom, suivant des systèmes et des errements si différents, et l'étude des auteurs qui, après avoir parfaitement décrit les caractères distinctifs des maladies, exposé les causes, précisé la durée, les périodes, arrivent au traitement sans rien formuler de régulier?. — Nous disons sans rien formuler de régulier. En effet, prenons pour exemple le traitement de l'engorgement du poumon, maladie qui devient bien promptement mortelle. On nous dit : Saignez une fois, deux fois, jusqu'à six fois; appliquez nombreuses sangsues, ventouses; promenez les vésicatoires, donnez le contre-stimulant de Rasori, administrez force kermès, force oxyde blanc d'antimoine, etc.

Au milieu de ce dédale de prescriptions, que devient le jeune praticien? de quel moyen fera-t-il choix? par où commencera-t-il? par où finira-t-il? comment usera-t-il des remèdes dont les uns enlèvent la vie en diminuant les symptômes du mal, et dont les autres ne sont rien moins que de violents poisons?

Accablé de travail dès le début de notre exercice, et dépourvu d'une doctrine qui dirigeât sûrement nos premiers pas, nous nous trouvâmes dans l'obligation de dérober à notre sommeil quelques heures, que nous consacrions à transcrire sur un registre les divers cas de maladie que nous rencontrions, leur gravité, leur nature, leurs diverses causes et les circonstances variées dans lesquelles elles s'étaient développées, et surtout le traitement le plus uniforme et le moins hasardeux. Nous parcourions avec intérêt, mais non sans embarras et sans défiance, la divergence des traitements qui résultait des divers systèmes. Hippocrate, Galien, Paracelse, Boërhaave, Stoll, Pinel, Broussais, Rasori, avaient tous suivi des chemins si différents, tout en cherchant le même but, celui de guérir. Suivre les idées d'un seul nous paraissait systématique et ne nous présentait aucune garantie d'autorité. Les prendre tous ou le plus grand nombre pour guide, nous présentait de la confusion et du désordre. Comme nos confrères, nous dérobions à chacun d'eux ce qui nous paraissait bon, et, devenant éclectique, nous marchions le mieux qu'il nous était possible.

En 1842, nous abandonnâmes une clientèle dont le poids nous accablait et ne nous laissait aucun moment pour le progrès thérapeutique que nous cherchions; nous nous retirâmes, ne pouvant choisir un théâtre plus important, dans le chef-lieu du premier arrondissement de la Gironde, et là notre clientèle ne tarda pas à se former et à devenir importante. Néanmoins, comme nous n'avions plus à parcourir des communes si nombreuses et si distantes, nous pûmes nous livrer plus sérieusement à l'étude et faire taire nos scrupules en cherchant ce qui pouvait le plus se rapprocher de la vérité en fait de traitement. Plus nous avancions, plus nous arrivions sinon à faire de la médecine expectante, du moins à exclure de notre traitement l'exagération des évacuations sanguines de toute espèce, les exutoires et les amalgames dégoûtants auxquels nous substituions les préparations simples.

Un des médecins les plus honorables que nous ayons rencontrés dans notre carrière médicale, aussi distingué par son savoir que par son zélé dévouement auprès des malades pauvres, M. le docteur Bagard, alors âgé de 70 ans environ, et fatigué par ses nombreuses campagnes en sa qualité de chirurgien-major des armées, nous avait légué la partie la plus pénible de sa clientèle; ses qualités du cœur, qu'on est si heureux de rencontrer dans ses amis, nous avaient attaché à lui d'une manière particulière.

Devenu homœopathe depuis bien des années, après la lecture des œuvres d'Hahnemann et l'expérimentation des remèdes sur lui-même, il nous disait dans nos relations familières de tous les jours, et souvent au lit du malade : « Docteur, avouez que le praticien rencontre de bien grandes difficultés dans l'exercice de son art; n'avez-vous pas remarqué, comme moi, qu'il est d'autant plus embarrassé qu'il a étudié davantage les divers auteurs que l'école officielle enseigne? Vous le voyez, autant de systèmes, autant de modes différents de procéder au lit du malade; autant de têtes, autant de manières de voir variées. Croyez à mon expérience; j'ai vieilli dans les armées et dans les hôpitaux; j'ai lu tout ce qui a été écrit sur la matière médicale, et je n'ai rien trouvé qui ait pu satisfaire mon esprit, jusqu'à Hahnemann, le grand réformateur. J'admets, avec vous, qu'il y a bien du merveilleux dans ces petits riens que nous appelons globules, mais laissons-les de côté pour un temps ; le moment viendra de nous expliquer sur leur action, incontestable pour moi. Lisez pour le moment l'*Organon*, le *Traité des maladies chroniques*, la *Matière médicale*, toutes ces pages immortelles qui doivent servir à substituer une loi unique, un dogme fondamental, au désordre le plus complet, à l'éclectisme le plus désolant, et faire tomber tous les systèmes devant la doctrine de la spécificité et de la loi des semblables. Vous y verrez poindre la lumière de tout un avenir médical, la loi que l'on cherche depuis deux mille ans, qui doit diriger le praticien au lit du malade.

» Soyez allopathe, je le veux bien ; soignez vos malades comme vous l'entendrez, peu m'importe ; administrez des calmants, des sudorifiques, des dépuratifs et des purgatifs, mais consentez à vous détourner parfois de ce chemin que vous suivez déjà depuis longtemps, et que j'ai suivi plus longtemps que vous. Je peux me rendre ce témoignage, que j'ai été utile autant qu'on peut l'être à l'humanité souffrante, en suivant les errements du passé. Permettez-moi d'administrer en votre présence quelques remèdes préparés d'après les règles homœopathiques ; vous verrez que c'est à tort que les praticiens ne se sont pas donné la peine d'étudier cette doctrine. »

Notre vieil et honorable ami nous passa sa bibliothèque homœopathique ; nous lûmes et relûmes avec soin tout ce qui avait été écrit jusqu'alors sur cette science.

Nous pouvions nous livrer à des épreuves et les faire sur une large échelle. Notre clientèle était devenue nombreuse ; elle aurait largement satisfait notre ambition, si celle-ci s'était bornée à compter de nombreux clients : nous étions devenu médecin de l'Hôpital et des Douanes, membre du Conseil d'hygiène de l'arrondissement, médecin des maisons de l'Orphelinat, de l'Asile, de la Miséricorde, etc., etc. Nous pouvions, sans préjudice, tenter la nouvelle doctrine au milieu des scrofuleux, des rachitiques, des maladies chroniques, et des phthisies pulmonaires surtout, maladies contre lesquelles malheureusement toutes les tentatives du passé étaient infructueuses ; nous pouvions l'étendre à d'autres maladies, voire même aux maladies aiguës, sous un semblable patronage, là où la pratique ordinaire éprouvait aussi de nombreux insuccès.

Dès ce moment, nous crûmes avoir à notre disposition un nouveau moyen, sinon infaillible, du moins bien supérieur à tout ce que nous connaissions en dehors de lui.

Il y a donc dix ans environ que nous sommes devenu chaud partisan d'Hahnemann. Nous ne prétendons pas avoir acquis une science infaillible, avec laquelle nous devons prévenir toutes les infirmités et guérir tous les maux spontanément. Ce que nous pouvons affirmer, et sans crainte de nous tromper, c'est que par elle nous arrivons à établir des règles d'après lesquelles la médecine pratique pourra marcher avec ordre et méthode. Par elle, les systèmes disparaîtront, et les médecins de tous les pays s'éclaireront de la même lumière. Les substances médicamenteuses, dont les vertus spécifiques auront été reconnues, seront des sources abondantes où tous pourront puiser ; et à mesure que l'expérimentation viendra faire constater des propriétés à des remèdes jusqu'alors inconnus, la science médicale, devenue une et compacte, les enregistrera au nombre de ses moyens, et en grossira ainsi son trésor thérapeutique.

IV

DE LA FAUSSE APPRÉCIATION DU ROLE DU QUINQUINA DANS L'ORIGINE DE L'HOMŒOPATHIE.

L'opinion généralement erronée sur la véritable et imposante valeur de l'homœopathie, en arrête le développement et le progrès. Rien de plus étonnant, en effet, pour le médecin qui a étudié les œuvres d'Hahnemann, que d'entendre les raisonnements faits par ceux qui ne se sont pas occupés de la matière. Que signifient, disent-ils à satiété, ces préparations qui n'ont du remède que le nom ? Que peuvent-elles sur l'économie atteinte de maladie grave ?

Voici à peu près leur argumentation : — Hahnemann a fondé sa doctrine de la loi des semblables sur ce principe : le quinquina guérit la fièvre intermittente, parce qu'il a la propriété de donner la fièvre intermittente à l'individu bien portant à qui il est administré. Partant de cette proposition, qu'ils semblent avoir puisée dans les œuvres de cet auteur, ils ajoutent : — Si ce principe est faux, la doctrine tout entière qui en découle doit être erronée. Or, il est facile de se convaincre de la fausseté de ce principe. Nous allopathes, nous savons, aussi bien que les homœopathes, que le quinquina guérit la fièvre intermittente, mais nous refusons de croire qu'il ait la propriété de provoquer la fièvre sur l'individu bien portant; et jusqu'à ce que les défenseurs de la doctrine hahnemannienne nous l'aient démontré, qu'ils nous permettent de ne pas les croire sur parole. D'ailleurs, puisque c'est sur l'expérimentation, qu'ils invoquent, qu'ils sont arrivés à se faire une conviction à cet égard, nous leur offrons de nous soumettre à toute espèce d'épreuves; nous leur proposons de prendre telle quantité de quinquina qu'il leur plaira de nous administrer, et nous leur portons le défi de nous donner la fièvre intermittente bien caractérisée par ses diverses périodes de frisson, de chaleur et de transpiration.

A cette argumentation des contradicteurs de l'homœopathie, argumentation qui n'a du raisonnement que l'apparence, nous répondons que nous avons lu et bien souvent lu tous les écrits d'Hahnemann sans avoir rencontré nulle part cette proposition, ni rien de semblable au sens absolu qu'ils veulent lui donner. Non ! jamais Hahnemann n'a dit ni voulu faire comprendre que le quinquina guérit la fièvre intermittente parce qu'il a la propriété de produire sur l'individu bien portant le frisson, la chaleur et la transpiration, seuls symptômes caractérisant, à leurs yeux, la fièvre intermittente.

Nous avons lu quelque part, et nous pensons que c'est là

qu'ils ont puisé tous leurs moyens d'argumentation contre l'homœopathie, une note ou remarque faite par Hahnemann, sur
laquelle ils se sont étrangement mépris, où il est établi que
c'est à la suite d'expérimentations faites sur le quinquina,
qu'il conçut la grande idée de la loi des semblables, et où il
ajoute que cette substance a la propriété d'exciter sur l'individu
bien portant une espèce de fièvre intermittente.

Pour lui, la fièvre intermittente, ou ce que l'ancienne école
dénomme ainsi, n'est pas seulement caractérisée par les phénomènes qui lui ont fait donner ce nom, savoir : le frisson,
la chaleur, et la transpiration suivie d'intermittence, symptômes qui, quoique très-sensibles, ne sont pas les seuls qui
constituent l'affection appelée fièvre intermittente. Cette dé-
nomination est d'autant plus vicieuse, qu'elle prend son nom
de ses symptômes les plus apparents, mais les moins graves.
Ce qui fixe le plus l'attention des médecins homœopathes dans
cette maladie, qui ne porte ce nom de fièvre intermittente
que parce qu'elle a des périodes, ce sont les phénomènes qui
la leur font distinguer en autant d'espèces qu'il y a de variétés
dans ces derniers, et qui nécessitent, en conséquence, autant
de remèdes différents.

Les allopathes ne voient dans cette fièvre que le frisson, la
chaleur et la moiteur; les homœopathes, au contraire, n'en
tiennent compte que secondairement. Ils s'occupent d'analyser
les divers phénomènes qui se présentent et qui passent in-
aperçus aux yeux de leurs contradicteurs, et c'est sur ces phénomènes, moins apparents mais plus sérieux, qu'ils choisissent
leurs remèdes, et qu'ils donnent le quinquina, par exemple,
s'il est indiqué. De là découle la distinction de la variété d'é-
tats pathologiques, tous confondus sous le nom de fièvres intermittentes dans le catalogue nosographique des premiers,
mais qui sont autant d'êtres à part pour les derniers.

Hahnemann estimait à leur juste valeur les symptômes de
frisson, de chaleur et de moiteur; mais en même temps il ne
perdait pas de vue les autres phénomènes morbides. Il a dit :
Le quinquina guérit la fièvre intermittente, lorsqu'elle est caractérisée par une collection de symptômes ressemblant à la

totalité des phénomènes morbides qu'il a la propriété d'exciter sur l'individu bien portant. Il est bien clair qu'il n'a pas voulu enlever à cette fièvre son caractère d'intermittence ; il ne s'est pas occupé à discuter sur le nom qui était propre à celle-ci. D'après les expériences que nous avons faites sur le quinquina et les études sérieuses sur les écrits d'Hahnemann qui ont trait à cette substance, nous sommes arrivé à nous convaincre que, lors même que les caractères d'intermittence auraient manqué ou auraient été peu sensibles après l'administration du quinquina sur l'individu bien portant, il n'en aurait pas moins maintenu cette assertion, savoir : le quinquina guérit cette fièvre intermittente dont la collection des symptômes généraux correspond à la totalité des phénomènes provoqués par le quinquina sur l'individu bien portant.

Les contradicteurs de l'homœopathie veulent qu'on leur démontre, et sur eux-mêmes, que le quinquina donne la fièvre intermittente. Eh bien, soit ! nous acceptons cette épreuve ; nous nous chargeons de produire sur eux, en leur faisant prendre du quinquina, cette espèce de fièvre intermittente qu'Hahnemann combat par le quinquina, celle qui se montre avec les caractères peu sensibles de périodicité, mais accompagnée de tous les phénomènes plus graves de pesanteurs d'estomac, de vomissements, de diarrhée, de faiblesse, de jaunisse, d'amertume de la bouche, et de tension du bas-ventre, tous phénomènes qu'il guérit quand il est employé à dose convenablement réduite et par le médecin homœopathe expérimenté.

Dans quelques fièvres intermittentes, le frisson, la chaleur et la transpiration, loin d'être bien marqués, sont quelquefois peu sensibles. Au lieu du frisson, le malade n'éprouve qu'un malaise, qu'un abattement ; il se sent glacé tout le long de la région lombaire, sa peau fait chair de poule. La période de la chaleur est également quelquefois très-peu prononcée ; le malade sent la tête embarrassée, il éprouve des tintements aux oreilles, les artères temporales battent avec force, il lui semble percevoir un battement général dans tout le corps. La troisième période, celle de la transpiration, peut manquer entièrement et être remplacée par une grande sécrétion urinaire.

Ces sortes de fièvres, que les médecins allopathes ont pu remarquer tout aussi bien que les homœopathes, n'en portent pas moins le nom d'intermittentes, quoique les périodes qui les caractérisent aux yeux de l'école aient été peu sensibles. Celui, donc, qui voudra se prêter à l'expérimentation ne sera pas surpris si, au lieu de sauter dans son lit par le froid, il ne sent qu'un léger frisson après avoir pris le quinquina ; il ne sera pas non plus bien étonné si, au lieu d'éprouver une chaleur qui le consume, il n'éprouve qu'une chaleur légèrement incommode. Nous lui promettons, en revanche, tous les autres phénomènes que l'administration du quinquina provoque sur l'individu bien portant, et qu'il a la vertu de guérir, employé à dose homœopathique, savoir : les phénomènes annotés plus haut, tels que pesanteurs d'estomac, vomissements, diarrhée, faiblesse, jaunisse, amertume de la bouche, et tension du bas-ventre.

Ce ne sera pas sans un vif regret que nous aurons rendu malade le confrère qui se sera soumis à l'épreuve ; mais, comme il l'aura bien voulu, nous lui laisserons la responsabilité de ses souffrances. Au reste, nous nous consolerons par cette pensée, qu'il aura fait un pas dans la nouvelle doctrine ; qu'à mesure que nous lui administrerons chaque jour une nouvelle dose de quinquina, il en ressentira les effets les plus prononcés, et qu'au milieu de l'expérimentation il se rendra à l'évidence.

Pour en terminer avec cette question du quinquina, à cause de la limite que nous voulons donner à cet écrit, nous allons reproduire les passages les plus saillants d'Hahnemann sur cette substance. Les médecins de l'ancienne école reconnaîtront, s'ils veulent s'en donner la peine, la sagesse des vues de l'auteur sur l'expérimentation ; ils reconnaîtront aussi le danger qu'il y a de détacher d'un travail complet une proposition, de l'écourter ou de l'isoler, et verront qu'on peut s'égarer étrangement si, dans les commentaires qu'on veut en faire, on ne s'identifie pas avec l'auteur.

Hahnemann dit dans son *Organon,* page 407, 4e alinéa :

« Le quinquina ayant pour premier effet de provoquer des selles abondantes, on le trouvera, par cela même, très-utile dans certains cas de diarrhée, où les autres symptômes apercevables chez le malade ne sont point en opposition avec le reste des autres symptômes quiniques.

» En étudiant bien les cas de gangrène humide aux parties extérieures du corps, on apercevra aussi, dans le reste de l'habitude, des symptômes morbides ressemblant beaucoup à ceux du quinquina : c'est ce qui explique pourquoi l'écorce du Pérou est si salutaire en pareille circonstance.

» J'ai vu quelquefois des douleurs, dont le simple attouchement ou le moindre mouvement de la partie renouvelait les accès, qui s'élevaient ensuite peu à peu au plus haut degré d'intensité, et qui, d'après les expressions du malade, avaient beaucoup de ressemblance avec celles que peut donner le quinquina, céder pour toujours à une seule petite dose de teinture étendue, quoique les accès eussent déjà reparu très-souvent ; le mal était homœopathiquement détruit et la santé rétablie comme par enchantement. Nul médicament au monde n'aurait produit un pareil effet, parce qu'il n'y en a aucun qui soit capable de faire naître ce symptôme.

» On ne trouvera presque jamais le quinquina salutaire, à moins que le repos du malade ne soit troublé pendant la nuit, comme il l'est chez les personnes saines auxquelles on fait prendre cette substance.

» Il est quelques suppurations du poumon, mais en bien petit nombre, surtout parmi celles qu'accompagnent des élancements dans la poitrine, que la pression provoque ou augmente, qu'on parvient à guérir avec du quinquina ; mais il faut pour cela que tous les autres symptômes ressemblent à ceux qui résultent de l'action du quinquina sur un sujet sain : alors une ou deux des faibles doses dont j'ai parlé plus haut, séparées l'une de l'autre par un long intervalle, suffisent pour procurer la guérison.

» Il y a aussi des jaunisses en petit nombre avec lesquelles les symptômes quiniques offrent de la ressemblance. Celles-ci cèdent comme par enchantement à une ou tout au plus à deux petites doses de la teinture, et la santé se trouve ensuite parfaitement rétablie.

» Il faut qu'*une fièvre intermittente ressemble beaucoup à ce que le quinquina peut susciter* chez un sujet jouissant d'une bonne santé, pour que cette substance soit le véritable remède contre elle ; alors la maladie cède à une seule dose, etc., etc...... »

Hahnemann dit encore, *Organon*, page 67, 1er alinéa :

« Plusieurs médecins, comme Percival, Stahl et Quarin, ont observé que l'usage du quinquina occasionnait des pesanteurs d'estomac. D'autres ont vu cette substance produire le vomissement et la diarrhée (Morton, Friborg, Bauer et Quarin), la syncope (D. Cruger et Morton), une grande faiblesse, une sorte de jaunisse (Thomson, Richard, Stahl et C.-E. Fischer), l'amertume de la bouche (Quarin et Fischer), enfin la tension du bas-ventre. Or, c'est précisément lorsque ces incommodités et ces *états morbides se trouvent réunis* dans les fièvres *intermittentes*, que Torti et Cleghorn recommandent de n'avoir recours qu'au seul quinquina. De même l'emploi avantageux qu'on fait de cette écorce dans l'état d'épuisement, les digestions laborieuses et le défaut d'appétit qui restent à la suite des fièvres aiguës, surtout quand on les a traitées par la saignée, les évacuants et les débilitants, se fonde sur la propriété qu'elle a de produire une prostration extrême des forces, d'anéantir le corps et l'âme, de rendre la digestion pénible, et de supprimer l'appétit, ainsi que l'ont observé Cleghorn, Friborg, Cruger, Romberg, Stahl, Thomson et autres. »

D'après ce qui précède, le quinquina ne guérit la fièvre intermittente qu'autant que celle-ci est accompagnée de la totalité ou d'une partie des symptômes ci-dessus mentionnés, tels que pesanteurs d'estomac, vomissement, diarrhée, jaunisse, amertume de la bouche, tension et pesanteur du bas-ventre, épuisement, défaut d'appétit, prostration des forces, anéantissement, etc.

Or, le quinquina n'a la propriété d'exciter une fièvre intermittente, en d'autres termes, une fièvre avec les périodes de froid, de chaleur et de moiteur suivies de calme, que lorsque le corps est d'ailleurs modifié essentiellement par cette substance, et que celle-ci a engendré les symptômes appréciables ci-dessus mentionnés, ou tout au moins la plupart d'entre eux.

Les allopathes concluront donc avec nous qu'ils se sont mépris en faisant dire à Hahnemann que le quinquina guérit la fièvre intermittente parce qu'il donne la fièvre intermittente, et s'empresseront de reconnaître, comme nous l'avons fait nous-même, que c'est à l'occasion des expérimentations du quinquina faites sur lui-même, que le grand maître a découvert la loi des semblables au point de vue de la thérapeutique, et qu'il a dit du quinquina, comme des autres remèdes : Une substance médicamenteuse guérit une maladie, quand la collection des symptômes de celle-ci ressemble à la totalité des phénomènes que cette même substance produit lorsqu'elle est administrée sur l'économie de l'individu bien portant.

V

DES DOSES INFINITÉSIMALES.

Nous regrettons vivement que le révélateur de la loi des semblables ne se soit pas contenté, dans les premiers moments qui suivirent sa découverte, de développer les principes relatifs à l'emploi des remèdes isolés, ce qui en constitue la spécificité, et à leur expérimentation sur l'individu bien portant, ce qui en démontre la propriété curative d'après la loi des semblables. Les praticiens, quelque défiants qu'ils fussent, et l'école, malgré son attachement à ses anciens errements, ne se seraient pas effrayés du merveilleux que présentent à première vue les doses infinitésimales; ils se seraient accommodés de cette première partie du système hahnemannien. Plus tard, conduits dans cette voie, ils se seraient livrés, comme

nous l'avons fait nous-même, à l'expérimentation des doses
fractionnées, dont les vertus se développent par la trituration
et la secousse réitérée, et leur étonnement aurait cessé devant
l'évidence des faits.

Nous ne nous faisons pas illusion au point d'espérer de
rendre clairs aux yeux de tous nos lecteurs l'efficacité incontestable pour nous des doses infiniment réduites, et les merveilleux résultats de la trituration et de la succussion.

Si nos convictions passent dans l'esprit de ceux qui nous
liront sans préventions, nous serons suffisamment dédommagé
de nos efforts.

Nous diviserons cette question des doses réduites en deux
paragraphes. Dans le premier, nous reproduirons l'historique
des circonstances qui ont amené Hahnemann à la réduction infinie de la dose des remèdes. Dans le second, nous tâcherons
de donner l'explication de l'action des doses infinitésimales.

§ Ier.

*Des raisons qui ont amené Hahnemann à réduire infiniment les doses des
remèdes.*

Si nos lecteurs veulent bien se dégager de toute préoccu-
pation dans la haute question qui s'agite, le merveilleux, qui
apparaît au premier abord, disparaîtra pour eux, comme il a
disparu pour nous avant même que nous fissions usage de ces
doses réduites. Quand ils auront rompu les étroites limites de
leur science thérapeutique surannée, renoncé à leur ancienne
matière médicale, consacré du temps à l'étude des propriétés
spécifiques des remèdes, et accepté la loi des semblables, ils
arriveront à constater avec nous, des flacons de teinture-mère
ou de globules en main, certaines guérisons qui, quoique
merveilleuses, n'en sont pas moins des faits accomplis.

Les objections que les médecins ordinaires font à l'homœopathie à l'occasion des doses réduites, et que nous sommes loin de croire sérieuses, sont celles-ci : Puisque vos remèdes à doses infinitésimales produisent des effets si sensibles selon vous, voyons : nous consentons, nous médecins allopathes, à prendre un de vos flacons, deux même, si vous le voulez, soit de mercure, soit d'arsenic, soit d'opium, sans crainte d'être empoisonnés, ni même dérangés; et alors qu'il sera démontré qu'un ou plusieurs flacons n'auront produit sur nous aucun phénomène morbide, comment voulez-vous que nous puissions accepter l'action de quelques-uns de vos globules dans une maladie grave ?

Voici notre réponse à cette objection, qui peut bien être faite de bonne foi, mais qui est essentiellement fausse dans son argumentation. Vous allez avaler, répondons-nous, un ou plusieurs tubes de nos globules; vous ne serez ni empoisonnés, ni sérieusement malades. Ce fait, loin de combattre les avantages des doses réduites, ne fait que les confirmer. Vous avez pris une substance toxicante, vous l'avez prise à une dose qui n'a rien produit de fâcheux; c'est une preuve que nos remèdes ne sont pas nuisibles, et c'est déjà beaucoup d'être arrivé à ce résultat, de pouvoir employer un remède qui par sa nature est un poison, sans avoir à craindre qu'il nuise à l'économie qui le reçoit. Mais voyons si, parce que vous n'êtes ni empoisonnés, ni sérieusement malades, vous pouvez nier ce que nous affirmons, savoir : que trois globules guérissent un malade quand il est travaillé par une collection de symptômes maladifs qui correspondent à la totalité des phénomènes qu'excite sur l'individu bien portant le même remède employé à dose allopathique. Quelle preuve voulez-vous que nous puissions vous donner? Nous avons expérimenté, nous avons acquis une certitude; vous n'avez pas expérimenté, vous ne pouvez pas l'avoir acquise. Lorsqu'un événement arrive, ce ne sont pas ceux qui étaient loin du théâtre où il s'est passé, qui peuvent être appelés à rendre témoignage des circonstances et à dire que l'événement a eu ou n'a pas eu lieu; pour arriver à la constatation d'un fait, on n'appelle que les témoins de l'événement, et on arrive ainsi à la vérité.

Pour nous, comme pour ceux qui ont expérimenté, il est bien clair, bien positif, que certains remèdes, employés à la dose prescrite dans vos formulaires, provoquent des phénomènes semblables à certains symptômes de maladie. Cela établi, Hahnemann et ses disciples se sont convaincus que les maladies qui présentaient des symptômes semblables aux phénomènes provoqués par ces remèdes, étaient avantageusement combattues par ceux-ci. Voilà la première loi de la doctrine d'Hahnemann. La deuxième loi qu'il a établie est celle-ci : que les remèdes réduits aux plus simples fractions conservent non leurs propriétés toxicantes, mais leurs propriétés modificatrices, bienfaisantes.

Avant de reproduire les passages d'Hahnemann qui se rattachent à notre thèse, nous pouvons constater, au profit de la cause que nous défendons, que les praticiens allopathes ont déjà, depuis quelques années, relégué dans un coin de leur bibliothèque ces traités de matière médicale, seuls trésors où ils allaient puiser les ressources de leur art, et dans lesquels il est écrit, comme l'écrivait Dioscoride il y a dix-huit siècles, et en gros caractères : Substances dissolvantes, incisives, diurétiques, sudorifiques, emménagogues, anodins, anti-spasmodiques, laxatifs, etc. Nous pouvons constater aussi que, s'ils repoussent les livres d'Hahnemann, ils n'en suivent pas moins la voie qu'il a tracée à la science. En voici la preuve :

Nous avons lu, il n'y a pas longtemps, un mémoire sur les granules, par M. Garnier, pharmacien de Paris, selon les principes du docteur Munaret. Certainement on n'accusera pas M. Garnier, pharmacien, de vouloir surprendre l'allopathie au profit de l'homœopathie. M. le docteur Munaret, l'un des médecins les plus savants et les plus honorables que nous connaissions, en même temps que le plus dévoué à la profession, le plus véridique du monde, ne pourra pas non plus paraître suspect à l'école.

Eh bien! d'après les idées du docteur Munaret, M. Garnier donne dans son livre la liste des remèdes, que la médecine pratique, ennemie quand même de la doctrine d'Hahnemann, et qui devient homœopathe sans s'en apercevoir, emploie aujourd'hui sous forme de granules. Voici cette liste :

Granules de digitale ,
— d'aconitine ,
— d'acide arsénieux ,
— d'atropine ,
— de morphine ,
— de strychnine ,
— de valériane .
— de conicine ,
— d'opium ,
— d'ipécacuanha ,
— de belladonne ,
— de mercure ,
— d'aloès ,
— de calomel ,
— de fer ,
— de charbon .
— de kermès ,
— de philandrie ,
— de rhubarbe ,
— de santonine ,
— de soufre ,
— de bismuth , etc.

Cette liste, présentée à l'école, acceptée par elle et promulguée dans la pratique, est cent fois plus éloquente que tous les raisonnements que nous nous efforcerions de faire au profit de l'homœopathie. En effet, n'est-elle pas la preuve incontestable que l'école veut en finir avec tous les amalgames de substances dont les propriétés se détruisent les unes les autres, et qu'elle consent à chercher dans chaque remède la vertu qu'il possède contre chaque maladie ; en un mot, que, tout en criant contre la doctrine d'Hahnemann, elle s'empare de ses idées et veut en faire son profit ?

Pour nous, nous ne trouvons d'autre différence entre la tendance de l'école et les idées établies par le grand maître depuis cinquante ans environ, que celle qui consiste :

1° En ce que celui-ci était arrivé par ses nombreuses expériences à se convaincre que les effets sensibles et heureux des remèdes sur l'économie morbide devaient être attribués à la loi des semblables, et que l'école s'est fort peu occupée de connaître, de repousser ou d'accepter cette loi;

2° En ce qu'Hahnemann est arrivé à établir comme positif, que les substances médicinales possèdent des propriétés susceptibles de se développer par la trituration et par la secousse réitérée, ce qui permet de les employer à dose infiniment réduite.

Supposons qu'Hahnemann eût gardé pour lui sa connaissance de l'action des remèdes à doses infiniment réduites, qu'il se fût arrêté aux premiers pas qu'il avait faits dans la spécificité des remèdes, l'école et lui nous paraîtraient aujourd'hui parfaitement d'accord. Celle-ci accepte l'idée heureusement conçue par le docteur Munaret d'employer les remèdes sous forme de granules, et la pratique ordinaire s'est empressée d'en reconnaître les avantages. Voyons cependant si le granule n'est pas un pas de fait vers le globule, ou s'il n'est pas le pendant de la teinture-mère.

« Le granule, dit le docteur Munaret, est une dragée composée de sucre et de gomme, ne contenant, le plus ordinairement, qu'une portion très-petite de remède, un milligramme, par exemple, sur dix centigrammes de sucre. On compte les granules pour arriver à une dose plus forte, ou vous en administrez un seul dans un véhicule, car il est très-soluble. »

Ce mode d'administration n'est-il pas le même que celui employé par Hahnemann dans ses premiers essais, qui l'ont conduit plus tard à des doses encore plus fractionnées?

Hahnemann dit dans son *Organon*, page 395, vers le milieu du 2ᵉ alinéa :

« Je n'ai été amené à des doses si exiguës ni par des opinions arrêtées d'avance, ni par des hasards heureux ; c'est une longue expérience, appliquée sur des observations rigoureuses, qui m'a conduit par degrés à les abaisser ainsi : car cette expérience et ces observations m'ont fait voir clairement que les doses plus élevées, lors même qu'elles produisaient un effet salutaire, exerçaient cependant une action bien plus forte que celle qui était nécessaire pour arriver au but désiré. C'est ainsi que je suis parvenu à les restreindre peu à peu ; et comme, en les diminuant de plus en plus, je les voyais toujours produire le même effet, je me suis trouvé dans la nécessité de descendre graduellement jusqu'à celles qui, suffisantes pour procurer une pleine et entière guérison, n'agissent pas avec une violence capable seulement de retarder cette dernière. »

Il dit encore, pour justifier l'emploi des doses infinitésimales, dans son *Organon,* page 336 et suivantes, 3e alinéa :

« Le vulgaire, qui bat le briquet, voit se former des étincelles qui mettent le feu à l'amadou. Combien y a-t-il de personnes qui aient réfléchi à ce qui se passe alors? Mais qu'on batte le briquet sur une feuille de papier, on apercevra bientôt sur celle-ci de petites parcelles d'acier qui se sont détachées du briquet, à l'état de fusion et d'incandescence, par l'effet du choc de la pierre. Comment le frottement rapide de l'acier contre une pierre a-t-il pu produire une chaleur assez forte pour réduire cette substance métallique en gouttelettes fondues? Ne faut-il pas une chaleur de 3,000 degrés du thermomètre de Fahrenheit pour faire entrer l'acier en fusion? D'où est venue cette énorme chaleur? Ce n'est point de l'air, car le phénomène a lieu tout aussi bien dans le vide, sous le récipient de la machine pneumatique; elle est donc sortie de deux corps frottés l'un contre l'autre.

» Mais l'homme qui saisit un morceau d'acier pour allumer son amadou, croit-il que ce corps froid cache dans son intérieur un inépuisable magasin de chaleur qui ne s'en dégage que par le frottement? Non, il ne le croit pas, et cependant la chose est vraie.

» Il n'y a que le frottement qui puisse faire sortir des métaux cette inépuisable mine de calorique latent. Rumford nous apprend qu'on peut chauffer une chambre par le seul mouvement rapide de deux plaques métalliques frottant l'une contre l'autre, sans qu'il soit nécessaire d'employer aucun des moyens dont on a coutume de se servir pour obtenir du feu.

» En effet, le frottement exerce une influence si puissante, que non seulement il développe les forces physiques internes des corps de la nature, mais le calorique, l'odeur ; mais encore, ce qu'on avait ignoré jusqu'à présent, il exalte à un point étonnant la puissance médicale des substances naturelles.

» Il paraît que c'est moi, le premier, qui ai découvert cette dernière propriété, dont l'influence est telle qu'à sa faveur, des substances auxquelles on n'avait jamais reconnu de propriétés médicinales, acquièrent une énergie surprenante.

» Ainsi, l'or, l'argent, le platine, le charbon de bois sont sans action sur l'homme, dans leur état ordinaire. La personne la plus sensible peut prendre plusieurs grains d'or battu, d'argent en feuilles, ou de charbon, sans en éprouver le moindre effet médical. Mais du broiement continué pendant une heure d'un grain d'or avec cent grains de sucre de lait en poudre, résulte une préparation qui a déjà beaucoup de vertu médicinale. Qu'on en prenne un grain, qu'on le broie encore avec cent grains de sucre de lait, et que l'on continue d'agir ainsi jusqu'à ce que chaque grain de la dernière préparation contienne un quadrillionième de grain d'or, on aura alors un médicament dans lequel la vertu médicinale de l'or sera tellement développée, qu'il suffira d'en prendre un grain, de le renfermer dans un flacon et de le faire respirer quelques instants à un mélancolique, chez lequel le dégoût de la vie est poussé jusqu'au point de conduire au suicide, pour qu'une heure après, ce malheureux soit délivré de son mauvais démon et ait repris le goût de la vie.

» On voit déjà, d'après cela, que les préparations des substances médicinales par le frottement exigent, pour remplir les vues de l'homœopathie, qu'on les donne à des doses d'autant plus faibles, que les vertus dont elles jouissent ont été plus amplement et plus complètement développées par ce procédé.

» Les substances médicinales ne sont pas des matières mortes, dans le sens vulgaire qu'on attache à ce mot. Leur véritable essence est dynamique, au contraire ; c'est une force pure que le frottement exercé à la manière homœopathique peut exalter jusqu'à l'infini. »

Dans ce qui précède, Hahnemann ne donne point l'explication de l'action des doses infinitésimales ; il se contente d'établir des faits, qui parlent plus haut que toutes les théories. A ceux qui douteraient de ses assertions, de les vérifier.

Quant à nous, constatons que ce grand réformateur, dont nous nous sommes complu à lire tous les écrits, nous a toujours paru le génie le plus profond et l'esprit le plus convaincu.

Pourrait-on, au reste, mettre en doute sa bonne foi, lorsque dans toutes ses pages il convie tout le monde à l'expérimentation, et lui refuser le titre de grand génie, lorsqu'il a créé une doctrine qui doit renverser l'édifice thérapeutique qui date de tant de siècles?

§ II.

Notre théorie sur les doses infinitésimales.

Comment agissent les remèdes à doses infiniment réduites? Pour répondre à cette question, constatons d'abord que les médecins de l'ancienne école n'ont pas voulu décliner leur incompétence : on aime si peu à avouer que l'on ignore ! Et comme les faits qui prouvent l'action de ces doses réduites ne se sont pas passés sous leurs yeux, et comme ils n'ont pu se rendre compte théoriquement de ce mode d'action, ils ont préféré crier à l'erreur.

Les médecins homœopathes, au contraire, ont expérimenté, et, à la suite de leurs expérimentations, ils ont eu l'occasion de constater des faits nombreux qui leur ont prouvé l'efficacité des remèdes, dont les vertus se conservent malgré la réduction de leurs doses, et se développent par la trituration et la succussion. Comme conséquence, ils ont été portés à donner leur adhésion pleine et entière en présence de l'évidence des faits. Néanmoins, de même que leurs confrères, ils n'ont pu trouver l'explication de ce phénomène, qui a même échappé aux investigations d'Hahnemann. Il est arrivé ce qui arrive toutes les fois que l'on veut établir des conjectures sur le rôle de la vitalité dans l'économie.

De cette impossibilité de trouver le secret de ce *modus fa-ciendi* des doses infinitésimales, doit-on conclure que cette action n'existe pas? A notre point de vue, ce serait une bien grave erreur. Comme nous le démontrerons plus tard, il est des phénomènes nombreux dans la nature dont l'existence est incontestable, et dont l'explication échappe à tous les efforts de notre esprit.

Néanmoins, sans craindre de paraître téméraire, qu'il nous soit permis d'émettre, dans la question présente, quelques considérations qui pourront servir de jalons pour aller plus avant dans cet impénétrable mystère.

On sait que les organes de relations avec le monde exté-rieur, ainsi que les organes de la vie intérieure, fonctionnent à l'aide d'une force secrète, mais on ignore complètement quelle est cette force et comment elle agit. La main qui saisit, le pied qui avance, la paupière qui se lève pour permettre aux rayons lumineux de frapper la rétine, et l'oreille qui se prête aux divers sons et les distingue, sont sous les ordres de cette force vitale inconnue. La digestion, la chylification, la chy-mification, les diverses sécrétions, la respiration, la circula-tion et les autres fonctions ne requièrent pas moins une force interne, inconnue et vitale.

Pour ce qui a trait à ces phénomènes, que nous appelle-rons de premier ordre pour les distinguer des derniers, et parce qu'ils sont particulièrement sous l'influence de la vo-lonté, nous ne ferons pas l'injure aux organiciens de penser qu'ils méconnaissent là une puissance vitale. Ils n'ont jamais prétendu expliquer ces phénomènes par les lois chimiques : ce qu'ils ont voulu et prétendu seulement, c'est expliquer par ces lois les fonctions intérieures que nous avons énumé-rées plus haut, sans la participation de la force vitale, que nous disons présider à tout acte de l'organisme. Nous sommes loin de vouloir contester aux organiciens les magnifiques ré-

sultats de leurs expérimentations; ce que nous nous croyons
en droit de leur contester, et avec raison, c'est que ces lois
chimiques elles-mêmes, ainsi que les fonctions qui s'y rattachent, soient dégagées de cette force vitale.

La physiologie distingue deux sortes de nerfs : ceux de la
vie extérieure et ceux de la vie intérieure; les uns sous l'influence directe du moi individuel, les autres indépendants de
ce moi. Cette distinction détruit-elle l'idée de la force vitale
de ces derniers, de ceux qui président aux fonctions de l'économie? Assurément non. Par exemple, dans la paralysie d'un
bras, survenue par une cause quelconque, les nerfs qui diri-
gent le mouvement, et ceux sur lesquels se développe la sensibilité, ont perdu la puissance vitale qui leur est propre, mais
ceux qui président à la nutrition et à la circulation du membre n'en fonctionnent pas moins; sans cela, celui-ci tomberait
en gangrène.

Appliquons notre raisonnement à un organe plus important
de la vie, au poumon, par exemple, et envisageons-le sous
le double point de vue de la santé et de la maladie. En santé,
la fonction organique de la respiration, toute chimique qu'elle
soit, n'en requiert pas moins dans son accomplissement la
force vitale qui doit la diriger. A plusieurs égards, le double
acte d'inspiration et d'expiration ne s'effectue pas sans que
l'appareil nerveux et complexe n'y préside. Quoi qu'il en soit
de la nécessité absolue de cette importante fonction pour la
conservation de la vie, elle n'en est pas moins soumise à la
volonté, au point de vue de sa durée, de sa précipitation ou
de son ralentissement. En dehors de cette participation du
système nerveux, les organiciens sont obligés de reconnaître
aussi qu'il faut recourir à ce même principe pour expliquer les
autres phénomènes qui s'accomplissent dans cet organe. En
même temps que l'air pénètre dans les poumons, le sang
n'est-il pas projeté du cœur, et n'est-ce pas cette même puissance vitale qui préside à cette projection? Ce dernier acte n'ap-
partient plus au système nerveux de la volonté; il n'est pas non
plus le pur effet d'une opération chimique. Nous devons le
rapporter à cette force vitale qui se reproduit dans toutes les

fonctions et qui les dirige. Les oreillettes et les ventricules ne peuvent être regardés comme de simples instruments d'expérimentation chimique, qu'autant qu'on reconnaîtra qu'ils sont passivement influencés par une force essentiellement vitale. Une troisième fonction, celle de la nutrition, s'accomplit dans cet organe : elle participe des lois organiques, mais dépendantes elles-mêmes du système nerveux, foyer de la force dynamique.

Supposons actuellement le poumon en état de maladie ; qu'il soit engorgé, par exemple. Non seulement nous sommes porté à croire que cette force vitale, qui est complexe, a été modifiée, a été atteinte de la cause morbifique, aussi bien que l'organe qui préside à la respiration, mais encore qu'elle l'a été précédemment. La respiration s'accélère ou se ralentit, elle devient gênée ou douloureuse, la sécrétion de la plèvre augmente, les muscles intercostaux se raidissent ; le larynx, les bronches et le tissu même du poumon deviennent le siége d'un appel plus considérable de vie organique ; mais ces phénomènes n'ont lieu qu'ultérieurement à l'excitation provoquée par cette même cause morbifique sur le système nerveux lui-même. En d'autres termes, la force vitale est mise en jeu avant que les tissus sur lesquels elle doit agir reçoivent leur modification.

En ne perdant pas de vue ce qui se passe dans ces deux maladies mentionnées, dont l'une, la paralysie atteignant le bras, lui enlève le mouvement, la sensibilité, et quelquefois diminue la nutrition, et l'autre, l'engorgement atteignant le poumon, modifie les appareils divers de la respiration, de la circulation, et plus profondément de l'oxygénation, les indications à remplir ne seront-elles pas celles-ci ?

Dans la paralysie du bras, réveiller le mouvement et la sensibilité ; et comment y parvenir, sinon en dirigeant l'action médicamenteuse sur le système principal de la force vitale, sur les nerfs, qui président à toutes les fonctions ?

Dans l'engorgement du poumon, est-il rationnel de diriger les moyens thérapeutiques modificateurs sans penser atteindre le système nerveux, qui est le siége de la force vitale,

sans songer à modifier cette même force , à laquelle les fonctions sont soumises ?

De cette idée fondamentale , résulte pour la science un
aperçu bien sensible de l'action incontestable des remèdes
employés à doses infiniment réduites et de leurs avantages.

La doctrine d'Hahnemann est toute renfermée dans ces
quelques vérités :

Dans les maladies , la force dynamique a été modifiée par
les diverses causes morbifiques ; en conséquence , c'est sur
cette force dynamique qu'il faut diriger les remèdes, c'est elle
qu'il faut rétablir dans son état normal.

Cela étant , quelle quantité de substance médicatrice doit
être administrée dans un cas de maladie déterminé , pour opé-
rer la guérison ? Nous répondons : Ni plus ni moins que ce
qu'il faut pour atteindre le système nerveux , l'ébranler , et le
modifier dans le sens de son affection. De cet ébranlement,
de cette modification dirigée par la loi des semblables , doit
résulter la cessation , non seulement du trouble porté sur le
même système nerveux par la cause morbifique , mais encore
des désordres organiques qui sont la conséquence de ce trouble.

Pour confirmer cette vérité , qui ne se démontre pas , mais
qui se comprend , nous pourrions puiser dans notre pratique
et celle de nos confrères une foule de cas de guérison , pré-
sents à notre mémoire , qui ont appelé notre attention sur la
vertu des doses infinitésimales , et achevé notre conversion à
cette doctrine.

Nous nous contenterons d'en citer deux qui se rapportent à
notre pratique particulière.

Premier cas. — M. P... J..., âgé de 60 ans environ , était
atteint depuis plusieurs années d'un catarrhe chronique ; depuis
quatre ans à peu près cette affection s'était aggravée et avait pris
la forme d'asthme catarrheux. Les changements brusques de
température , les aliments excitants , et surtout les affections
morales , provoquaient des redoublements de toux et détermi-
naient des étouffements alarmants , plus prononcés surtout
vers le soir , et accompagnés alors d'un souffle bruyant , sonore

et profond. Le tout se passait sans expectoration. La médecine ordinaire avait épuisé successivement toutes ses prescriptions. Le malade allait de mal en pire. La famille était dans l'anxiété et s'attendait à un dénouement fatal et prochain. Le malade, sans être un esprit incrédule, repoussait l'homœopathie, que sa famille lui proposait. Il croyait que l'art avait épuisé son dernier remède. A quoi auraient servi, d'ailleurs, de nou- veaux moyens, de nouveaux systèmes et une nouvelle doctrine sur son corps usé ? Tels étaient ses raisonnements puisés dans le découragement, dans le développement toujours croissant de son mal et dans le peu de confiance qu'il avait dans la médecine. La maladie était à son dernier période, au dire même des parents, quand ils nous firent appeler.

Nous administrâmes, à neuf heures du soir, *metallum album* 3 globules de la 12ᵉ dilution. Le lendemain on vint nous annoncer que la veille, vers onze heures du soir, le malade avait éprouvé les symptômes suivants :

Bruissements aux oreilles, jactation soutenue, tressaillements dans les membres, agitations, douleurs pressives des yeux, obscurcissement de la vue, angoisses avec plaintes et lamentations, crainte de la mort. Nous crûmes devoir attendre deux jours sans rien prescrire de nouveau ; ce laps de temps écoulé, nous répétâmes la même dose de *metallum album.* Dès le lendemain la convalescence commença, et, au bout de quelques jours, tous les symptômes avaient disparu pour ne plus reparaître.

Deuxième cas. — M. D... L... était atteint, depuis dix à douze ans, de fréquentes migraines qui avaient dégénéré en attaques d'épilepsie ; le mal s'était aggravé malgré le traitement le plus sérieux et le plus méthodique, si méthode est possible dans le mode d'application des remèdes allopathiques. Les attaques étaient devenues plus rapprochées depuis quelque temps ; l'épilepsie avait déjà de quinze à dix-huit mois de date ; nos célébrités médicales avaient été consultées, et le traitement suivi dans les derniers temps et lorsque nous fûmes appelé, était presque chirurgical. Le malade était saigné et purgé à peu près une fois la semaine, et cela depuis six mois environ ; il était porteur de quatorze cautères, un à chaque jambe et six sur chaque côté de la colonne vertébrale, distants de trois à quatre centimètres les uns des autres et formant une traînée. Nous fîmes immédiatement sécher les quatorze cautères, nous suspendîmes tout le traitement suivi jusqu'alors.

Belladonna, *ignatia*, *china*, *opium*, *cuprum*, *stramonium*, que nous alternâmes successivement chacun avec *aconitum*, furent les seuls remèdes administrés. Nous assistâmes à dix ou douze attaques dans l'espace de six semaines. Celles-ci devinrent plus rares à mesure que nous avancions dans le traitement, mais elles se développaient avec des symptômes plus marqués ; les dernières surtout furent telles, que nous crûmes devoir suspendre le traitement, non pas, comme on pourrait le penser, dans la crainte de compromettre la vie du malade, mais dans la confiance que cette aggravation était la preuve de l'action modificatrice de nos remèdes employés. Malgré les secousses éprouvées par notre malade dans les dernières attaques, les intervalles étaient consolants ; il avait l'esprit plus calme, le caractère plus gai, et déjà l'espérance de son rétablissement prenait la place de la crainte de la mort. Il commençait à s'occuper, il prenait quelques forces, et il fut décidé qu'il pouvait entreprendre un voyage. Depuis lors, voilà bientôt deux ans, attaques d'épilepsie, migraines et souffrances, tout a disparu ; la guérison est complète.

A quelles doses les remèdes ci-dessus mentionnés et auxquels on doit incontestablement les guérisons survenues, ont-ils été employés ? A doses infinitésimales, en globules, et préparées selon les hautes puissances.

A côté de ces deux citations, qu'il nous soit permis de mentionner un fait que nous puisons dans la pratique des allopathes, dans la clinique de leur hôpital ; il servira avantageusement à la thèse que nous soutenons.

Nous l'empruntons à l'un des médecins les plus savants de la ville, à celui qui nous a souvent fait arracher de notre poitrine ce soupir spontané : *Peut-on avoir poussé si loin l'étude de la médecine et constaté à un si haut degré de cer-*

litude le dénûment de la matière médicale officielle sans être devenu hahnemannien!

Nous faisons allusion à notre honorable confrère M. le docteur Coste, au discours présidentiel duquel nous empruntons le fait en question et quelques-unes de ses idées, pour démontrer :

1° Que tous les actes de l'organisme, soit extérieur, soit intérieur, sont soumis à une force incontestablement vitale;

2° Que les remèdes employés contre les maladies, à des doses infiniment réduites, ont une action certaine et incontestable sur l'économie.

L'honorable M. Coste, dont nous partageons, avec l'école hahnemannienne entière, les idées sur le vitalisme, après avoir longuement et très-avantageusement combattu l'organisme, s'exprime en ces termes :

« A propos de médication s'adressant tout à fait aux forces vitales, pourrions-nous passer sous silence l'une des plus belles découvertes des temps modernes, l'éthérisation? Prononcer ce mot, c'est établir la vérité du vitalisme. — Vainement dira-t-on : Mais c'est sur le système nerveux qu'elle agit, et ce système est soustrait aux lois physiques. Eh quoi! la motilité, la sensibilité, dont vous faites presque toute la vitalité, sont complètement modifiées, sans aucune altération matérielle appréciable, et vous ne conviendrez pas que cet agent n'influence que la vitalité?

» Rappelez-vous, messieurs, le fait dont nous a parlé un de nos honorables collègues; de cette jeune fille qui, depuis trois mois, avait subi vainement les traitements les mieux institués pour combattre à la fois et un état spasmodique des organes respiratoires, et une contraction qui tenait invinciblement rapprochées les deux brisures d'un membre inférieur; on eût déchiré les muscles plutôt que de redonner à la jambe sa longueur et sa mobilité. A peine notre collègue a-t-il recours à l'éthérisation, la scène change : le membre devient à l'instant flexible, la respiration normale, et la malade quitte son lit.

» Quoi de plus propre à faire reconnaître une modification de la vitalité!

» Et d'ailleurs, est-ce que le système nerveux, dont les phénomènes se refusent aux lois purement physiques, ne tient pas sous sa dépendance toutes les fonctions que l'on prétend expliquer par des théories physiques et chimiques? Rien n'est facile comme de le démontrer dans ce qui se passe tous les jours, aux yeux du praticien, dans ce qu'on appelle état nerveux ou névropathique; état nerveux, maladie éminemment vitale, même pour les organiciens; état nerveux, qui pourtant tantôt modifie, altère, dénature souvent les fonctions les plus diverses, les produits des sécrétions, et même plus tard jusqu'à l'état des organes; état nerveux, qui d'autres fois permet à de certains malades de passer plusieurs mois au lit dans les plus vives souffrances physiques et morales, sans prendre ou sans supporter les plus légers aliments, et de conserver à travers les plus cruelles vicissitudes de la maladie un embonpoint, un teint, une fraîcheur remarquables.

» Rien n'établit l'unité de la vie comme les névroses; réfractaires aux localisations anatomiques, se transformant soit dans les individus, soit dans les familles, elles résistent à des dénominations qui impliquent l'idée d'une localisation, inexacte souvent, incertaine toujours, confuse infailliblement. Il me faudrait ici reprendre une série de preuves empruntées à la pathologie : je me contente d'une seule, pour prouver aux organiciens que tout n'est pas matière dans l'organisme. Vous le savez, messieurs, il n'est pas jusqu'à l'apoplexie, qui le plus souvent s'accompagne d'hémorragie cérébrale, qui ne puisse se présenter à un état beaucoup plus simple, que de bons observateurs ont reconnu sous le nom d'apoplexie nerveuse. Alors il n'y a pas de lésion appréciable, il faut bien en appeler à la lésion de la vitalité.

» Je m'arrête, messieurs; je crois en avoir dit assez pour établir que les appareils organiques ne sont pas de simples instruments de physique et de chimie, comme le veulent les organiciens. Il nous suffit, d'ailleurs, que, de leur aveu, le système nerveux distribue partout la vie: les appareils lui sont donc subordonnés, et les êtres vivants ne sont pas soumis aux lois des corps bruts. »

Ce qui précède, transcrit textuellement et emprunté à un professeur distingué et allopathe, n'est autre chose que la condamnation de l'école officielle dans son procès contre l'homœopathie, et la leçon d'un savant pour démontrer la vérité de celle-ci.

Sortons pour un moment de l'enceinte des séances de la Société de médecine allopathique, où ce langage a été tenu, et transportons-nous dans un congrès de médecins homœopathes, là où les plus érudits et les plus convaincus aient à traiter de la vertu spécifique des remèdes, de la loi des semblables, de la force dynamique et de l'action des doses infinitésimales sur l'économie par l'intermédiaire de cette force vitale. Avec l'honorable M. Coste, et conformément aux principes qu'il a émis et que nous avons rapportés plus haut, ils diront :

Les appareils organiques ne sont pas de simples instruments de physique et de chimie ;

Le système nerveux distribue une force vitale par tout l'organisme ;

Cette force dynamique peut être définie une force invisible, inconnue, mais essentiellement vitale, qui peut être atteinte par les causes variées des maladies, se débat contre elles, et reçoit l'impression des médicaments ;

L'organisme, modifié par ces causes des maladies ou par le remède, ne l'est qu'ultérieurement à cette force vitale ;

Le médicament ou sa force dynamique agit par impression ;

La maladie étant vitale dans sa cause et dans sa nature, elle doit l'être par son traitement.

Ces quelques principes fondamentaux établis, pour en justifier la vérité, nous démontrerons que la guérison de la jeune fille de l'hôpital Saint-André est une de ces mille guérisons obtenues chaque jour par les médecins allopathes d'après ces mêmes principes appartenant au domaine de l'homœopathie, et en constituant les lois fondamentales.

Qu'est-il arrivé, en effet, dans le cas de guérison dont nous nous occupons ?

La maladie a été réfractaire pendant trois mois au moins à

tous les moyens mis en usage par la médecine ordinaire. Ces traitements, que l'honorable professeur ne désigne pas, mais qu'il dit avoir été les mieux institués pour combattre à la fois et un état spasmodique des organes respiratoires et une contraction qui tenait invinciblement rapprochées les deux brisures du membre inférieur, devaient être les moyens ordinairement employés d'après l'usage de son école, savoir : sangsues, vésicatoires nombreux et réitérés, cautères, moxas, liniments ammoniacaux, camphrés, térébenthinés, opiacés, onguents anti-nervins, purgations de toute espèce, potions, pilules, bols et électuaires anti-spasmodiques, etc.

Ces traitements, employés pendant plus de trois mois et avec la plus grande méthode, restent sans effets; l'état de la malade, au lieu de s'amender, s'aggrave. Tout à coup, par le fait du hasard, le praticien, renonçant à la guérison, mais voulant combattre un symptôme du moment, fait flairer à la malade une fiole d'éther, et, comme par enchantement, cette contraction, qui est passée à l'état chronique, et qui, au dire du médecin, ne devait céder qu'au déchirement forcé des muscles, cesse spontanément à l'inhalation de l'éther; la jambe reprend sa longueur et sa mobilité, et la malade quitte le lit.

Ce résultat ressort-il de la médecine de perturbation? de la médecine de révulsion? du principe de la loi des contraires? ou plutôt du principe de la loi des semblables ?

Nous ne répondrons pas à cette question d'une manière satisfaisante pour le professeur de l'école, car c'est là seulement que nous sommes en dissidence avec ce savant.

D'après lui et d'après l'école officielle, l'éther est stupéfiant, et c'est cette propriété qui est contraire à la raideur et à la contractilité : ce double phénomène existant dans le membre, du moment où le remède à propriété contraire est inspiré, l'état nerveux tout entier en a ressenti les effets, et le membre a été rétabli dans sa flexibilité ordinaire.

Au premier aperçu, il semble bien qu'il en est ainsi; mais en portant plus avant nos vues dans le phénomène morbide, dans celui de l'action du remède, dans la guérison opérée et dans la juste appréciation qui en découle, nous demandons aux défenseurs de la loi des contraires : Que se passe-t-il dans l'éthérisation complète, dans la perte de connaissance de l'individu qui a flairé suffisamment d'éther? Cette substance, dites-vous, est anti-spasmodique, elle calme les nerfs, et détruit le spasme et l'irritabilité, comme elle l'a fait dans le cas de guérison de la jeune fille à l'hôpital Saint-André : voilà votre raisonnement et votre conclusion, n'est-ce pas? Eh bien, non! répondons-nous; votre explication n'en est pas une. Que veut dire, que signifie la propriété anti-spasmodique? sur quels faits, sur quelles expériences, sur quels précédents établissez-vous votre assertion? L'éther n'a pas calmé *à priori;* il n'a pas produit immédiatement la détente du système nerveux, si détente il y a : il a préalablement produit, sur le point principal du centre nerveux, une action semblable à l'action de la cause qui déterminait la raideur.

La force vitale est partout dans l'économie, mais elle a deux points où elle est plus abondante, plus développée. Nous devons croire, avec tous les auteurs, que ces deux points sont le cerveau, comme aboutissant des nerfs de la vie de relation, et le grand sympathique, comme aboutissant des nerfs de la vie organique. — Avant que l'éther nous porte au sommeil d'abord, puis nous enlève la sensibilité, que se passe-t-il dans ce cerveau et dans ce grand sympathique? Ne produit-il pas — pardonnez-nous cette expression triviale — la raideur et l'engorgement du cerveau et du grand sympathique? Comme conséquence de cette propriété qu'il possède, ne raidit-il pas tout le système nerveux de ce double appareil de l'économie?

A quelle loi des semblables ou des contraires devons-nous donc attribuer le phénomène obtenu? D'après ce qui précède, à la loi des semblables, incontestablement.

Ce point seul, sur lequel notre honorable confrère et nous semblons en désaccord, éclairci, ce serait en vain que nous chercherions ce qu'il peut opposer à la doctrine d'Hahnemann. Ses principes sur la vitalité sont les principes de l'école hahnemannienne; comme elle, il reconnaît la remarquable action de l'éther à dose impondérable dans le phénomène précité. Qu'il nous soit permis d'espérer qu'il n'en restera pas là, et qu'il voudra, lui aussi, expérimenter sur la vertu, incontestable pour nous, mais encore inconnue pour lui et son école, des remèdes dilués, triturés et infiniment réduits.

Dans le cas où les explications que nous venons de fournir ne satisferaient pas les contradicteurs de l'homœopathie, disons, avec nos confrères passés dans les rangs de la nouvelle école : Il est certains faits, dont on ne peut contester la vérité, et qui échappent à nos explications.

Il est, au-dessus des intelligences humaines, une intelligence qui a établi des vérités qui frappent, mais qui ne se démontrent pas.

Le soleil est suspendu dans l'espace, nous jouissons de sa douce influence, et nous ne pouvons pas plus nier ces deux vérités que les expliquer.

Nous naissons, nous vivons, nous vieillissons et nous terminons par la mort, et qui de nous peut expliquer ces phénomènes de l'existence passagère ?

Qui expliquera jamais la puissance de la germination, de la végétation, etc.... ?

Nous errons constamment.

En physique et en chimie, que faisons-nous, sinon constater des phénomènes sans les comprendre, et, par conséquent, sans pouvoir les expliquer ?

La matière, l'esprit, l'infini, le néant existent, mais savons-nous ce qu'ils sont ?

Nous savons que la nourriture se transforme en notre propre substance, mais nous ignorons complètement comment cela s'opère.

Une parole nous excite, nous encourage, nous réjouit, et quelquefois nous attriste, nous accable, sans qu'il nous soit donné de pouvoir expliquer ces phénomènes, et nous ne pouvons pas cependant les nier.

Pourquoi voudrions-nous qu'il nous fût donné de comprendre comment les remèdes agissent à dose réduite, quand il ne nous est pas donné de comprendre comment ils le font à dose plus forte ?

Pourquoi demanderions-nous des explications sur les rapports du remède et du mal, quand nous ne pouvons pas en donner sur les rapports qui existent entre la vie et la mort? Ne suffit-il pas à notre esprit borné de constater les uns et les autres de ces phénomènes, inexplicables pour nous?

Comprenons-nous davantage :

Comment le mancenillier laisse échapper des émanations qui font endormir pour toujours le voyageur qui a eu l'imprudence de se reposer sous son ombre?

Comment le chloroforme offre sa puissante action à tout expérimentateur, et donne la mort lorsqu'il est trop longtemps flairé?

Comment les fleurs et les parfums agacent la sensibilité des femmes, jusqu'à les faire tomber dans divers accidents nerveux, sans qu'il s'en soit rien détaché de perceptible, sinon à l'olfaction?

Comment des ballots de marchandises, transportés d'un pays infecté dans un lieu sain, portent avec eux les miasmes contagieux qui doivent donner la mort?

Comment des appartements nouvellement peints rendent malades les personnes qui ont l'imprudence de les habiter?

Comment un grain de musc, que l'on fait flairer, provoquera des céphalalgies, des éblouissements, des tintements d'oreilles, des vomissements et des crises nerveuses, et comment il conservera cette propriété dix ans et plus, après lesquels il sera facile de constater qu'il a toujours le même poids?

Comment la plus petite parcelle de vaccin pourrait suffire à vacciner le monde entier, sans que les dernières vaccinations soient moins parfaites et moins sûres que les premières?

Comment le fluide électrique et le fluide magnétique agissent sur l'individu?

Comment la moindre parcelle d'un minéral, d'un végétal, ou le plus léger atome du venin d'un animal, donnent spontanément la mort?

Pour terminer, qu'il nous soit permis de ranger au nombre de ces phénomènes précités, dont il n'est donné à personne d'expliquer le mystère, ceux qui se rattachent à l'action sur l'économie des remèdes à doses infinitésimales. Les

uns comme les autres se constatent, mais ne se démontrent
pas.

En attendant que nous reprenions la plume pour discuter
quelques nouveaux points de cette grande question, qu'il nous
soit permis d'adresser un mot à nos confrères qui ne connaissent l'homœopathie que par le ridicule que s'efforcent de
lui donner et le mal que lui font ceux qui se plaisent à la dis-
créditer sans la connaître.

Puisque vous avez à peu près abandonné vos préparations
pharmaceutiques et leurs amalgames infinis, qui ne pouvaient
servir qu'à vous jeter dans la confusion et l'erreur ; puisque
vous faites aujourd'hui usage des mêmes remèdes dont se servent les disciples d'Hahnemann, et les employez à dose frac-
tionnée selon les idées du docteur Munaret, faites quelques
pas de plus, expérimentez et rendez-vous compte de leur action sur l'individu bien portant. Classez-en les phénomènes ;
comparez la collection produite par chacun d'eux à la totalité
des symptômes de chaque état morbide ; à l'exemple d'Hahnemann, administrez contre la maladie que vous avez à combattre, soit en teinture-mère, soit en globules préparés d'après
les principes établis sur la trituration, la succussion et la
dilution, celui sur lequel un examen mûrement réfléchi aura
fait tomber votre choix, et quelques guérisons surgiront. Alors
la lumière se fera, et allopathes et homœopathes pourront se
donner l'accolade confraternelle en proclamant la nouvelle
ère thérapeutique.